DIE BEHANDLUNG

DER

LUNGENSCHWINDSUCHT

DURCH

BEKÄMPFUNG DER MISCHINFEKTION

VON

Dr. A. MENZER
STABSARZT IN HALLE a./S.

BERLIN
DRUCK UND VERLAG VON GEORG REIMER
1904.

Vorwort.

Die vorliegende Arbeit macht in keiner Weise den Anspruch, das Problem der Heilung der Lungentuberkulose schon endgültig gelöst zu haben. Sie bezweckt zunächst nur, bestimmte Indikationen für die Behandlung der den Verlauf der Lungentuberkulose so unheilvoll beeinflussenden Mischinfektion aufzustellen und die Einwirkung einer solchen Therapie an einer Reihe von Krankheitsgeschichten klarzulegen.

Die Beobachtungen, über welche ich berichte, sind im letzten Jahr meiner Tätigkeit als Assistent an der III. medizinischen Universitätsklinik der Königlichen Charité von mir gemacht worden, und danke ich an dieser Stelle meinem bisherigen Chef, Herrn Geheimrat Prof. Dr. Senator, auf das Wärmste für die gütige Förderung meiner Bestrebungen.

Ich muß freilich zugeben, daß der nachfolgenden Veröffentlichung eine gewisse Unvollkommenheit insofern anhaftet, als ich über eine längere Nachbeobachtung der behandelten Fälle nicht berichten kann. Dies haben mir äußere Umstände, meine kürzlich erfolgte dienstliche Versetzung von Berlin nach Halle, nicht ermöglicht, und so bin ich genötigt, mit meinen bisherigen Behandlungsergebnissen schon jetzt hervorzutreten.

Wenn das Erreichte daher auch noch manches Unvollkommene hat, so glaube ich doch, daß das vorliegende Beobachtungsmaterial bemerkenswert genug ist, um meine Mitteilung zu rechtfertigen.

I.

Die Begründung und Indikation der Streptokokkenserumbehandlung bei Lungentuberkulose.

Das Problem der Behandlung der Lungentuberkulose ist wohl eines der schwierigsten unserer Wissenschaft, und jeder, der es wagt, mit einer neuen Behandlungsweise hervorzutreten, begegnet von vornherein großem Mißtrauen. Dieses ist um so mehr verständlich, als die anfänglich mit so großem Enthusiasmus begrüßte Tuberkulinbehandlung eine allgemeine Enttäuschung hervorgerufen hat. Die dem ersten Taumel folgende Reaktion ist nun ihrerseits wieder über das Ziel hinausgegangen, indem sie die Mehrzahl der Ärzte zu völliger Verwerfung des Tuberkulins zu therapeutischen Zwecken veranlaßt hat. Erst in neuerer Zeit wird einer vorsichtigen Tuberkulinbehandlung von einigen Seiten wieder das Wort geredet, wie ich meine, mit vollem Recht, denn der hier von Robert Koch beschrittene Weg bedeutet den ersten Versuch einer wirklich kausalen Behandlung der Lungentuberkulose.

Abgesehen davon, daß wir die Dosierung des Mittels studieren, daß wir die bisher angegebenen Präparate ev. verbessern müssen usw., erhebt sich weiter die Frage, ob denn der von Koch angegebene Weg der einzig mögliche, ob er nicht ev. einer Kombinierung mit anderen Methoden fähig ist. Die Notwendigkeit, in dieser Richtung zu forschen, geht schon daraus hervor, daß die Lungentuberkulose in der Regel keine reine Tuberkelbazilleninfektion darstellt. Ich führe hier R. Pfeiffers[1]) Leitsätze seines Vortrages „Die Mischinfektion bei der Tuberkulose" an.

„Die Tuberkulose, insbesondere die Lungentuberkulose, bleibt meist nur verhältnismäßig kurze Zeit unkompliziert. In der Regel verbinden sich andere Krankheitserreger (Streptokokken usw.) mit den Tuberkelbazillen. Es resultiert aus solchen Mischinfektionen das klinisch als

[1]) R. Pfeiffer. Die Mischinfektion bei der Tuberkulose. Verhandlungen des Kongresses zur Bekämpfung der Tuberkulose 1899.

Lungenschwindsucht bezeichnete Krankheitsbild, speziell ist das sogenannte hektische Fieber der Schwindsüchtigen auf ihre Wirkung zu beziehen."

Wie R. Pfeiffer, so haben vor ihm andere Autoren, vor allem R. Koch selbst, ferner Ortner, Cornet, Petruschky, Spengler u. a. die Bedeutung der Tuberkulosemischinfektion hervorgehoben.

Besonders eingehend hat Ortner[1]) diese Frage studiert. Am Schlusse seiner Arbeit sagt er: „Man muß in der tuberkulös affizierten Lunge zweierlei pathologische Prozesse auseinanderhalten, jenen der Bildung von Tuberkeln und jenen der Entwicklung pneumonischer Prozesse.

Beide sind histologisch voneinander zu scheiden, beide sind aber auch ätiologisch voneinander verschieden. Denn die bei Lungentuberkulose so häufig vorkommenden pneumonischen Prozesse sind Produkt der Tätigkeit des Micrococcus pneumoniae, die Tuberkeln jener des Tuberkelbazillus."

Im einzelnen sagt er über die Lokalisation des Micrococcus pneumoniae folgendes: „Die Lokalisation des Micrococcus pneumoniae anlangend wurde derselbe stets innerhalb der meist von zelligem, seltener zellig serösem, weniger häufig von zellig fibrinösem Exsudate erfüllten Alveolen gefunden, welche in der Regel entfernter von den vorhandenen Tuberkelknötchen oder käsigen Herden situiert waren, machmal aber auch diesen direkt anlagerten." Was die Tuberkelbazillen anbetrifft, so heißt es: „Nur in jenen pathologisch veränderten Gewebspartien, welche bereits die histologische Untersuchung als tuberkulös (verkäst) erkannte, gelangten die Tuberkelbazillen konstant zur Beobachtung. Sie fehlten hingegen in einer großen Zahl der Fälle innerhalb der pneumonisch affizierten Alveolen, welche doch in einem weit größeren Prozentverhältnis jene nachweislich enthalten müßten, wäre die Exsudation faktisch durch die Tuberkelbazillen veranlaßt."

In betreff des Zusammenwirkens des Micrococcus pneumoniae und des Tuberkelbacillus gibt Ortner vier Möglichkeiten der Deutung.

1. Die Tuberkelbazillen wandern erst später in die pneumonischen Herde ein.

2. Beide invadieren gleichmäßig.

3. Bei Aspiration tuberkulösen Sputums aus irgend welchen Herden werden Kokken des Bronchialschleims mitgerissen.

4. Der Micrococcus pneumoniae wandert später ein.

Der gleiche Befund ist auch von anderen Autoren (Cornet, Petruschky und Spengler) erhoben worden, auch auf Grund eigener Untersuchungen kann ich bestätigen, daß in den frischen, mehr entzündlichen Herden vor-

---

[1]) Ortner. Die Lungentuberkulose als Mischinfektion. Wien.

wiegend Kokken nachweisbar sind, während die Tuberkelbazillen in größerer Zahl sich in der Regel nur in den älteren käsigen Partien und in den Tuberkeln finden.

Was den von Ortner Micrococcus pneumoniae genannten Mikroorganismus anbetrifft, so ist er nichts weiter als der gewöhnliche Streptococcus, welcher, wie so vielfach im Gewebe, so auch in der Lunge meist als Diplococcus auftritt. Weiterhin steht fest, daß in der überwiegenden Zahl von Lungentuberkulösen dem Streptococcus die Hauptrolle als Erzeuger der Mischinfektion zufällt, eine weit geringere Bedeutung haben Staphylokokken, Micrococcus tetragenus usw. Es sind also im allgemeinen nur sehr wenige Arten von Bakterien, welche hier in Frage kommen.

Man hat nun versucht, die Infektion mit Streptokokken usw. nur als eine harmlose, mehr parasitäre Begleitinfektion hinzustellen und auch gegen die p. m. erhobenen Bakterienfunde in den Lungen den Einwand gemacht, daß die Kokken erst nach dem Tode in das Lungengewebe eingedrungen seien.

Hierzu bemerkt R. Pfeiffer mit Recht, daß die Auffassung des Vorkommens von Streptokokken in den Lungen als einer rein kadaverösen Erscheinung keiner ernsten Widerlegung bedürfe. Er weist darauf hin, daß die Befunde zum Teil sehr früh nach dem Tode im Winter in Leichen erhoben seien und — was noch weit wichtiger ist — daß die Kokken sich nur an Stellen, in denen pathologisch-anatomische Veränderungen vorhanden sind, dagegen nie in gesunden Partien finden. Auch dies konnte ich in eigenen Untersuchungen bestätigt finden.

Nach den übereinstimmenden Arbeiten namhafter Autoren steht also die Bedeutung der Tuberkulosemischinfektion wohl außer allem Zweifel, fraglich ist nur, welche Rolle sie im Krankheitsbilde spielt, ob sie schon in den ersten Stadien der Lungentuberkulose mitwirkt, oder ob sie erst im Endstadium das rasch konsumierende hektische Fieber erzeugt.

Ich gehe zunächst von der einfachen klinischen Beobachtung aus, und diese lehrt, daß die Lungentuberkulose in der Regel von häufig wiederkehrenden, bezw. nicht zur Heilung kommenden Katarrhen der oberen Luftwege eingeleitet wird.

Wenn man das Sputum, welches die Kranken zur Zeit solcher Katarrhe aushusten, frisch untersucht, so findet man darin massenhaft Kokken, meist Diplo- und Streptokokken, dagegen vielfach keine oder nur sehr vereinzelte Tuberkelbazillen.

Diese Schwierigkeit des Tuberkelbazillennachweises bei beginnender Lungentuberkulose wird wohl jedem Arzte, der sich eingehender mit dieer Frage beschäftigt hat, wohlbekannt sein; ich will hier nur einige kürzlich von Bandelier[1]) aus der Lungenheilstätte Kottbus angegebene Zahlen anführen. Es wurden Tuberkelbazillen gefunden:

bei 393 Kranken des I. Stadiums (nach Turban) in 25,4 %
„ 127 „ „ I. „ „ „ „ 9,4 %
„ 38 „ „ I. „ „ „ „ 15,8 %.

Es hatten also durchschnittlich 13,5 % des I. Stadiums (Turban) im Auswurf Tuberkelbazillen.

Der einfache Schluß aus diesen Tatsachen ist der, daß die im Beginne auftretenden Katarrhe in erster Linie nicht dem Tuberkelbacillus zuzuschreiben, sondern wie die Mehrzahl der Nasenrachenkatarrhe, Anginen, Bronchitiden usw. durch andere Bakterien, vor allem Streptokokken, bedingt sind. Wer nun an sich selbst erlebt hat — und das hat wohl ausnahmslos jeder von uns —, wie sehr er durch einen starken Schnupfen, eine Angina usw. oft auf längere Zeit in seinem Allgemeinbefinden gestört ist, wird ohne weiteres zugeben müssen, daß diese initialen Katarrhe der Phthisiker nicht als gleichgültig zu betrachten sind und durch die Schwächung der allgemeinen Konstitution den Boden für die Ansiedlung, bezw. die Entwicklung des Tuberkelbacillus bereiten können.

In welcher Weise dieses Hinzukommen des Tuberkelbacillus sich vollzieht, ob er auf dem Wege einer Infektion von außen nachträglich aufgenommen wird, oder bereits früher eingewandert und in Drüsen (den so häufig zuerst erkrankten tracheobronchialen und bronchopulmonalen Drüsen) abgelagert ist und nun auf dem Boden des bestehenden Katarrhes zum weiteren Vordringen befähigt wird, will ich nicht weiter untersuchen. Ich möchte nur betonen, daß von Anfang an die sogenannte Mischinfektion einen wesentlichen Faktor im Verlauf der Lungentuberkulose darstellt.

Es sind nun von einzelnen Seiten wieder besondere Anforderungen in bezug auf die Diagnose der Tuberkulosemischinfektion gestellt worden. Noch Schabad[2]) will auf Grund der biologischen Eigenschaften einen Streptococcus der Schleimhäute von dem morphologisch ihm gleichenden echten Eiterstreptococcus des Sputums unterscheiden. Auch Spengler[3]) diagnostiziert die Mischinfektion nur dann, wenn sie im Kern eines Sputum-

---

[1]) Bandelier. Über die Heilwirkung des Neutuberkulins (Bazillenemulsion). Zeitschrift f. Hygiene. Bd. XLIII, 2. Heft 1903.

[2]) Schabad. Mischinfektion bei Lungentuberkulose. Zeitschr. f. klin. Medizin. Bd. 33 1897.

[3]) Spengler. Über Lungentuberkulose und bei ihr vorkommende Mischinfektionen. Zeitschr. f. Hygiene. Bd. XVIII, 1894.

ballens nach Koch-Kitasatos[1]) oder Pfeiffers[2]) Methode festgestellt ist. Beide Verfahren beabsichtigen, sei es durch Waschen, sei es durch Auseinanderreißen des Sputums die sich bei der Passage durch die oberen Luftwege beimengenden Bakterien zu entfernen. Nun läßt erstens der negative kulturelle Befund von Kokken im Sputumkern nicht den sicheren Schluß zu, daß an keiner Stelle der Lunge eine Mischinfektion besteht, die Kokken pp. können sehr wohl an anderen Stellen als an denen, aus welchen das Sputum entstammt, im Gewebe angesiedelt sein, ohne gerade durch reaktive Vorgänge, deren Ausdruck doch das Sputum ist, nach außen befördert zu werden. Dann habe ich mehrfach in solchem gewaschenen Sputum durch Färbung noch neben den Tuberkelbazillen Kokken feststellen können, deren Züchtung auf Nährböden nicht mehr gelang. Es erklärt sich dies wohl daraus, daß im Sputum eine gewisse Abschwächung der Bakterien und zwar besonders der weniger widerstandsfähigen Kokken stattfindet.

Dann ist es nach meiner Meinung auch nicht gleichgültig für den Organismus, wenn die im Sputum reichlich nachweisbaren Streptokokken auch nur aus den oberen Luftwegen stammen.

Den Verlauf der Mischinfektion müssen wir uns doch so vorstellen, daß im Anfang zunächst Katarrhe des Nasenrachenraums bestehen und diese teils nicht zur Heilung kommen, teils öfters rezidivieren. Allmählich bleiben nun diese Katarrhe nicht mehr auf den Nasenrachenraum beschränkt, sondern steigen tiefer in die Bronchien hinab. Hier kehren die erkrankten Gewebe anfangs wieder zur Norm zurück, eine gewisse Disposition zu Neuerkrankungen bleibt vielleicht bestehen, bei sich wiederholenden Katarrhen dringen von oben her aufs neue Bakterien ein, um sich in den tieferen Luftwegen mehr und mehr festzusetzen und auch hier chronische Reizzustände unterhalten. Diese dauernde Ansiedlung von Bakterien in den oberen Luftwegen, wie sie sich durch die reichliche Beimengung im Sputum erkennen läßt, ist durchaus nicht gleichgültig für den Organismus, indem sie einmal in mehr oder weniger erheblicher Weise den Allgemeinzustand alteriert und zweitens das Depot darstellt, von welchem aus bei irgendwelchen das Individuum treffenden Schädigungen (Erkältung usw.) dem noch gesunden Gewebe der Bronchien und dem Lungenparenchym auf Lymph- und Blutbahnen virulente Bakterien aufs neue zugeführt werden.

Mögen also die Streptokokken pp. im Kern des Sputums nachweis-

---

[1]) Koch-Kitasato. Zeitschr. f. Hygiene 1892. Bd. II. S. 441.

[2]) R. Pfeiffer. Die Ätiologie der Influenza. Zeitschr. f. Hygiene. Bd. XIII.

bar sein, also aus der Tiefe der Lunge stammen, mögen sie in reichlicher Menge nur auf und in den Schleimhäuten der oberen Luftwege vegetieren, in jedem Falle ist es therapeutisch indiziert, die für den gesamten Verlauf der Lungenschwindsucht von Anfang an bedeutungsvolle Mischinfektion zu bekämpfen. Die Frage ist nun, was durch eine wirksame Beseitigung der Mischinfektion zu erreichen ist, und welchen Einfluß dies auf den durch den Tuberkelbacillus bedingten Krankheitsprozeß haben kann. Nun kann man von den meisten Phthiseotherapeuten hören, daß sie die unkomplizierte Tuberkulose als besonders günstig für eine Heilung durch gute Pflege, Ernährung, klimatische Einflüsse usw. halten. Ich kann also zunächst sagen, daß man aller Wahrscheinlichkeit nach durch die ev. gelungene Beseitigung der Mischinfektion den Organismus in den günstigere Heilungsbedingungen bietenden Zustand der unkomplizierten Tuberkulose bringt. Vielleicht ist es aber dies nicht allein. Die pathologisch-anatomischen Befunde lehren uns, daß Kokken und Tuberkelbazillen zum teil in denselben Herden sitzen, zum teil nebeneinander, in dem die mehr älteren tuberkelbazillenhaltigen Herde von frischen pneumonischen, vorwiegend durch Kokken bedingten Prozessen umgeben werden.

Da nun das Wesen der Behandlung der Mischinfektion, über welche ich vorzutragen beabsichtige, die Erzeugung frischer reaktiver Entzündung der die Kokken enthaltenden Herde beabsichtigt, so ist es nicht ohne weiteres auszuschließen, daß die reaktive Hyperämie der in der Umgebung älterer Herde befindlichen Gewebe auch Heilungsvorgänge in den ersteren anregt. Ferner stehe ich auf Grund meiner Beobachtungen am Krankenbett durchaus nicht auf dem Standpunkt, daß die in einem Serum durch Immunisierung mit einer Bakterienart erzeugten Antikörper ganz spezifisch nur auf die betreffenden Bakterien wirken, sondern daß die reaktiven Vorgänge, welche durch ein solches antibakterielles, einem Organismus einverleibtes Serum in diesem angeregt werden, sich zwar vorwiegend, aber doch nicht allein nur gegen die zur Immunisierung verwendete Bakterienart richten.

Ich will damit nun durchaus nicht sagen, daß ich die Behandlung der Lungentuberkulose allein auf die Basis der Behandlung der Mischinfektion zu stellen beabsichtige, sondern werde noch darauf zurückkommen, inwieweit ich eine direkte Einwirkung auf den Tuberkelbacillus damit kombinieren will. Für mich kam es zunächst darauf an, an einer Reihe von Fällen den Einfluß der Behandlung der Mischinfektion rein zu beobachten.

Ich habe bereits oben betont, daß die Mischinfektion der Lungentuberkulose fast stets durch Streptokokken teils allein, teils in überwiegender Zahl gegenüber anderen Bakterien, wie Staphylokokken usw. verursacht wird. Der gegebene Weg war daher die Anwendung eines Antistreptokokkenserums. Auch dies war nicht etwas ganz Neues, denn schon vorher sind von verschiedenen Seiten Streptokokkenseren, z. B. das Marmoreksche, versucht, aber bald wieder fallen gelassen worden.

Die Ursache des Mißlingens der früheren Versuche liegt einmal in der Anwendung der mit tierpathogenen Streptokokken hergestellten Sera, zweitens in der Verkennung der Einwirkung von Streptokokkenseren auf menschliche Streptokokkenerkrankungen. Die Annahme, daß man mit solchen bakteriziden Seren entgiftend auf den Organismus wirken könne, ist eine völlig irrige, im Gegenteil, es findet sogar eine gewisse Belastung des Organismus mit toxischen Stoffen unter dem Einfluß des Streptokokkenserums statt. Das letztere macht, wie ich in einer früheren Arbeit[1]) ausführlich dargelegt habe, aus chronischen Entzündungen akute Prozesse und erzeugt einmal lokale, zweitens durch die Resorption von Abfallstoffen (Bakterien, Zellen, Exsudat usw.) aus den Krankheitsherden eine mit Störung des Allgemeinbefindens, Fieber usw. einhergehende allgemeine Reaktion. Die Intensität dieser Reaktion hängt einmal von der Dosierung des Streptokokkenserums, zweitens von der Ausdehnung des Krankheitsprozesses ab. Dieselbe Dosis, welche in Anfangsstadien der Lungentuberkulose ohne wesentliche Störung des Allgemeinbefindens gegeben werden kann, wird bei ausgedehnten, weit vorgeschrittenen Prozessen eine ganz andere Reaktion auslösen und eine viel erheblichere Menge toxischer Stoffe in das Blut führen. Wenn man sich weiter überlegt, daß die Streptokokkenserumbehandlung bezweckt, chronische Herde durch frische Entzündung zur Resorption zu bringen, so ist ohne weiteres klar, daß die vorgeschrittensten Fälle, welche früher gerade Gegenstand der Streptokokkenserum-Behandlung waren, ausgeschaltet werden müssen. Je früher das Stadium der Lungentuberkulose, desto günstiger sind die Chancen für eine wirksame Bekämpfung der Mischinfektion. „Principiis obsta."

Ich halte daher für die Streptokokkenserum-Behandlung besonders geeignet die Fälle des I. und II. Stadiums nach Turban.[2]) Was die Fälle des Stadiums III anbetrifft, so sind auch diese zum Teil für die Behandlung noch geeignet, doch bedürfen sie der sorgfältigsten individuellen Beurteilung. Sie müssen vor allem noch einen leidlich guten Ernährungszustand, gut funktionierende Verdauungsorgane und einen gut arbeitenden Herzmuskel haben.

---

[1]) Menzer. Das Antistreptokokkenserum und seine Anwendung beim Menschen. Münchener medizin. Wochenschrift Nr. 25 u. 26. 1903.

[2]) Turban. Beiträge zur Kenntnis der Lungentuberkulose. Wiesbaden 1899.

II.

Die Dosierung des Streptokokkenserums.

In der oben angeführten Arbeit[1]) habe ich auseinandergesetzt, daß wir zurzeit nach der Eigenart der Streptokokkenserum-Darstellung mit frisch von Menschen gezüchteten, keiner Virulenz steigernden Tierpassage unterworfenen Streptokokken eine exakte Dosierung nicht haben können. Ich habe daher vorläufig, bis eine Dosierung auf anderm Wege gelingt, die Art der Serumwirkung beim Menschen als Maß gesetzt, und nenne ein Normalstreptokokkenserum ein solches, welches in Menge von 1 ccm einverleibt, bei chronischen Streptokokkeninfektionen des Menschen eine deutliche lokale und allgemeine Reaktion hervorzubringen imstande ist.

Die nachfolgenden Angaben über Dosierung usw. beziehen sich auf dieses Normalstreptokokkenserum.[2])

Die Anfangsdosis beträgt bei Fällen I. und II. Grades 0,5 ccm, bei Fällen III. Grades 0,3 ccm.

Bei leichteren Fällen nach ca. 4—6 Tagen, bei schweren nach 8 Tagen wird die gleiche Dosis wiederholt, bei ersteren je nach der Stärke der ersten Reaktion auf 1 ccm, bei schwereren ev. auf 0,5 ccm erhöht. In den leichteren Fällen wird dann die Dosis von 1 ccm in 4—6tägigen Intervallen mehrmals wiederholt. Die Reaktionen fallen dann immer schwächer aus, und es wird dann allmählich, jedesmal um ½ ccm bis auf 3 ccm angestiegen. Diese Dosis wird dann für einige Zeit beibehalten, dann auf 4, schließlich auf 5 ccm erhöht. Tritt auf die Menge von 5 ccm keinerlei Reaktion, weder lokale, noch allgemeine (s. u.) ein, so sehe ich die Behandlung als beendet an.

Weit vorsichtiger muß die Dosierung in den Fällen des III. Stadiums sein. Die Anfangsdosis ist hier 0,3 ccm, sie wird anfänglich nur alle acht Tage gegeben bei sorgfältiger Kontrolle des Gewichts. Wenn letzteres im Anfang sich auch etwas vermindert, jedoch der Allgemeinzustand ein günstiger ist, die Eßlust sich steigert (s. u. bei Fällen III. Stadiums), so pflege ich die Behandlung fortzusetzen. Die Steigerung der Dosis erfolgt, wenn der Allgemeinzustand, das Gewicht usw. sich dann hebt, ganz allmählich in 8tägigen Intervallen auf 0,5, 0,75, 1, 1½, 2 ccm usw. Auch hier pflege ich dann eine mittlere Dosis von 2—3 ccm für längere Zeit

---

[1]) l. c.

[2]) Dasselbe wird von der Firma E. Merck in Darmstadt hergestellt. Es wird nur Serum abgegeben, von dessen Wirksamkeit ich mich selbst am Krankenbett überzeugt habe.

beizubehalten, jedoch später, wenn eine deutliche Besserung usw. erzielt ist und die Behandlung gut vertragen wird, in 4—6 tägigen Intervallen zu injizieren.

Nimmt das Gewicht in den ersten Wochen dauernd ab, so empfehle ich, die Behandlung für 14 Tage auszusetzen und dann wieder vorsichtig zu beginnen. In manchen Fällen gelingt es weiterhin doch, eine Hebung des Allgemeinzustandes, des Gewichtes zu erreichen, andernfalls ist bei dauernder Gewichtsabnahme die Behandlung auszusetzen.

Eine Ausnahme von dieser vorsichtigen, allmählich ansteigenden Dosierung machen nur Fälle von rasch fortschreitender Streptokokken-Mischinfektion. Hier gilt es nicht, chronische Streptokokkenherde durch Anregung frischer Entzündung allmählich zur Resorption zu bringen, sondern das Vordringen der Streptokokken zu hemmen. In diesen Fällen ist eine höhere Dosierung des Serums erforderlich, es empfiehlt sich, gleich anfangs 5 ccm zu injizieren und ev. die gleiche Dosis in den ersten Tagen je nach der erzielten Wirkung zu wiederholen. Auch hier sind selbstverständlich die Fälle des terminalen Stadiums auszuschließen, es sind nur Fälle des I., II. und allenfalls des beginnenden III. Stadiums, in welchen die Bekämpfung einer progredienten Streptokokkeninfektion Aussicht auf Erfolg bieten kann (vgl. Kurve XV zu Fall XXII.)

Ich möchte hier von vornherein bemerken, daß die Streptokokkenserum-Behandlung der Lungentuberkulose an die Kunst des Arztes hohe Anforderungen stellt, jeder einzelne Fall ist ein Problem für sich; ich empfehle, für die anfängliche Nachprüfung der Methode mit Fällen des I. und II. Stadiums zu beginnen und erst später nach Kenntnis der Eigenart der Serumwirkung die Behandlung von Fällen III. Stadiums zu versuchen.

Was die einzelne Injektion anbetrifft, so empfehle ich, sie möglichst tief subkutan am Oberschenkel auszuführen, ferner ist es notwendig, nach Einstich der Kanüle die Spritze einen Augenblick abzunehmen, um die direkte Injektion des Serums in die Blutbahn zu verhüten. Ich habe in zwei Fällen, in welchen die Injektion größerer Serummengen (5—10 ccm) direkt in eine Vene versehentlich erfolgt war, vorübergehende Erscheinung allgemeiner Cyanose auftreten sehen.

III.

Die Reaktion des Streptokokkenserums bei Lungentuberkulose.

Die Streptokokkenserumwirkung zeigt sich am deutlichsten an chronischen Streptokokkenherden, sie äußert sich hier in reaktiver Hyperämie, lokaler Leukocytose usw. Da die Streptokokkenmischinfektion der Lungentuberkulose im Nasenrachenraum, den oberen Luftwegen und den Lungen ihren Sitz hat, so sind die natürlichen Symptome der lokalen Reaktion Kopfschmerzen, Halsschmerzen, Brustschmerzen, vermehrter Hustenreiz, vermehrter Auswurf usw. Diese lokale Reaktion tritt in der Regel schon etwa 4—6 Stunden nach der Injektion ein. Besonders auffällig ist in vielen Fällen die Zunahme des Hustenreizes, aber auch die Vergleichung der 24stündigen Sputummenge in den Tagen vor und nach der Injektion ergibt oft eine erhebliche Zunahme der Sputummenge an dem der Injektion folgenden Tage. Bei einzelnen von mir beobachteten Fällen wurde als Folge der Reaktion überhaupt der erste Auswurf entleert (Fälle I, X und XI). Das Sputum selbst enthält mikroskopisch reichlich Leukocyten und besonders nach den ersten Injektionen massenhaft Diplokokken und Streptokokken, welche vielfache Degenerationsformen zeigen, zum großen Teil Gramnegativ und oft in den Leibern der Leukocyten eingeschlossen sind.

In diesem Sputum werden auch vielfach Tuberkelbazillen reichlicher hinausbefördert, in zwei Fällen gelang mir der erste Nachweis von Tuberkelbazillen in dem nach der Reaktion entleerten Sputum (Fall VIII und XVIII). Objektiv läßt sich in der Regel stärkere Rötung des Rachens nachweisen und die Untersuchung der Lungen zeigt eine deutliche Zunahme der Rasselgeräusche. Diese wurden mehrfach an Stellen, an welchen vorher nur rauhes, unbestimmtes Atmen nachweisbar war, beobachtet.

Ich möchte gleich hier auf die wichtige Frage eingehen, ob diese reaktive Hyperämie eine erhebliche Gefahr der Haemoptoe bedingt. Soweit ich bisher beurteilen kann, ist dies nicht der Fall. In den Fällen des I. u. II. Stadiums habe ich vereinzelt geringe streifige Blutbeimengungen gefunden, in einem Falle des III. Stadiums trat drei Wochen nach der letzten Injektion eine stärkere Hämoptoe auf, welche wohl schwerlich mit der Injektion in Zusammenhang gebracht werdeu kann (Fall XX). Auch bei den übrigen sieben Fällen des III. Stadiums habe ich eine Neigung zu Hämoptoe nicht bemerkt.

Die beschriebene lokale Reaktion beeinflußt selbstverständlich den Allgemeinzustand des Organismus und zwar desto stärker, je größere Ausdehnung der Krankheitsprozeß hat.

Die Kranken klagen über Mattigkeit, Schmerzen in den Gliedern, anfänglich werden nicht selten Schmerzen in der beiderseitigen Oberschenkelmuskulatur angegeben. Objektiv läßt sich Steigerung der Pulsfrequenz und Temperatur nachweisen.

Die Erhöhung der Pulsfrequenz beträgt meist nicht mehr als 10 bis 20 Schläge in der Minute, in einem Falle des II. Stadiums (Fall XIII), bei welchem schon vorher Herzbeschwerden bestanden, stieg die Pulsfrequenz bis auf 120 und darüber, während eine erhebliche Temperatursteigerung nicht erfolgte.

Die Temperatur zeigte bei den anfänglichen kleinen Dosen von 0,3—0,5 ccm meist keinen deutlichen Anstieg, hob sich jedoch bei größerer Dosis (1 ccm) in der Regel schon nach 4—6 Stunden um 0,5—1° C., sodaß bei vorher nichtfiebernden Kranken Abendtemperaturen von 37,6—38,0° C. bestanden (vgl. die Kurven VIII B, VI B). Nicht selten blieb am Abend des Injektionstages die Temperatursteigerung aus, jedoch war dann die Morgentemperatur des zweiten Tages gegenüber den vorangehenden Tagen schon erhöht, und der Abend brachte die deutliche Steigerung (vgl. die Kurven I A, II, III usw.). Die Reaktion lief meistens in 2—3 Tagen ab, nicht selten erstreckte sie sich auf längere Zeit, indem die Temperatur erst allmählich lytisch zur Norm zurückkehrte (vgl. die Kurven II und IX).

Zuweilen waren die Fieberbewegungen erheblichere, bis 39° C. und mehr, und blieben in dieser Höhe einige Tage bestehen. Solche heftigeren Reaktionen traten manchmal bei geringen Dosen auf, nachdem schon vorher die gleiche Dosis ohne wesentliche Temperatursteigerung vertragen war. Besonders deutlich zeigen dies die Kurven II und IX, namentlich die letztere bietet Fieberbewegungen, welche nicht gerade als erwünscht zu bezeichnen sind.

Wenn auch die mangelnde Möglichkeit, die Reaktion in allen Fällen nach Wunsch zu lenken, ein Übelstand ist, so werden doch in den Fällen ersten und zweiten Grades solche auch erheblichere Fieberbewegungen gut vertragen. Ich möchte hier besonders auf die Gewichtszunahme der beiden Fälle nach Ablauf der Reaktion verweisen. Auch war das Allgemeinbefinden auf der Höhe des Fiebers in beiden Fällen wenig gestört, in dem letzteren Fall sogar Eßlust vorhanden, sodaß Grund zu besonderen Bedenken nicht vorlag. Immerhin veranlaßt mich jedoch das Unberechenbare der Intensität der Reaktion, die Streptokokkenserum-Behandlung der Lungentuberkulose in den ersten vier Wochen für Leute der ärmeren Bevölkerung als eine Anstaltsbehandlung zu betrachten. Später kann sie, da die heftigen Reaktionen nur die anfänglichen sind, poliklinisch fortgesetzt werden.

Selbstverständlich ist in den Kreisen, in welchen ausreichende Pflege und Wartung vorhanden ist, die Durchführung der Serumbehandlung außerhalb des Krankenhauses möglich.

Ein weiteres Zeichen der Allgemeinreaktion des Organismus ist die unter dem Einfluß des Streptokokkenserums auftretende Leukocytose. Sie wurde in folgender Weise studiert.

Ich habe in einer Reihe von Fällen — die Untersuchungen hat mein damaliger Volontärassistent Herr Dr. Herz ausgeführt — in Abständen von 3—4 Tagen die gleichen Dosen (1—4 ccm) eines normalen Pferdeserums und des Streptokokkenserums eingespritzt. Es wurde die Leukocytenzahl, welche die Kranken zu verschiedenen Tageszeiten zeigten, festgestellt, dann an einem Vormittag das Normalserum eingespritzt und nach weiteren 3—4 Tagen das Streptokokkenserum.

Es zeigte sich, daß das einfache Pferdeserum die Leukocytenzahl nicht erkennbar beeinflußte, während der Einspritzung des Streptokokkenserums (also ebenfalls eines Pferdeserums) schon nach wenigen Stunden eine Leukocytose folgte, welche bei den kleineren Dosen eine 12—24 Stunden dauernde Vermehrung um 1500—2000 Leukocyten bewirkte. Bei der Anwendung größerer Dosen (4 ccm) war diese Vermehrung erheblicher (ca. 4000). Die Verhältnisse sind auf den Kurven XVI und XVII dargestellt.

Ich füge noch hinzu, daß das einfache Pferdeserum in der kleinen Dosis von 1—4 ccm in keiner Weise, abgesehen von der lokal an der Einspritzungsstelle bedingten Reizung irgend einen Einfluß auf das Allgemeinbefinden und auf den Erkrankungsprozeß der Lungen gezeigt hat.

Im Anschluß an diese Ausführungen möchte ich noch im allgemeinen bemerken, daß die Reaktion auf das Streptokokkenserum nicht im entferntesten mit den Zuständen, wie man sie bei der Tuberkulin- und der T. R.-Behandlung beobachtet, zu vergleichen ist.

Das Allgemeinbefinden ist meist wenig gestört, vielfach der Appetit kaum vermindert. Bemerkenswert ist jedoch sowohl bei den Kranken des I. und II., als auch bei den meisten des III. Stadiums die außerordentliche Steigerung der Eßlust, welche unmittelbar dem Ablauf der Reaktion regelmäßig gefolgt ist und durch die spätere Gewichtszunahme bestätigt wird, gewesen. Ich möchte diese mit der durch das Serum an-

Kurve XVI.
Juni/Juli 1903.

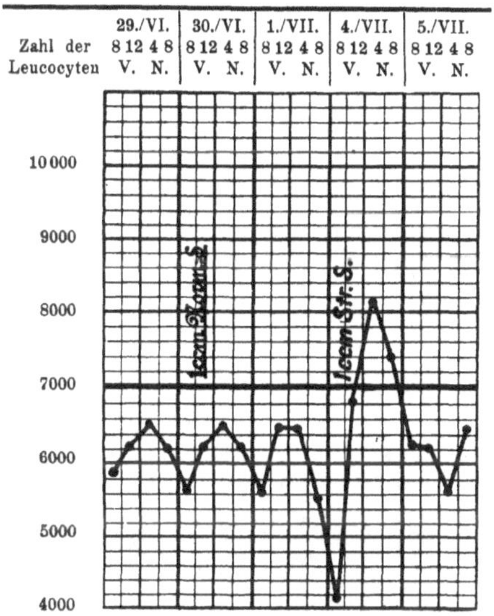

Kurve XVII.
Juli 1903.

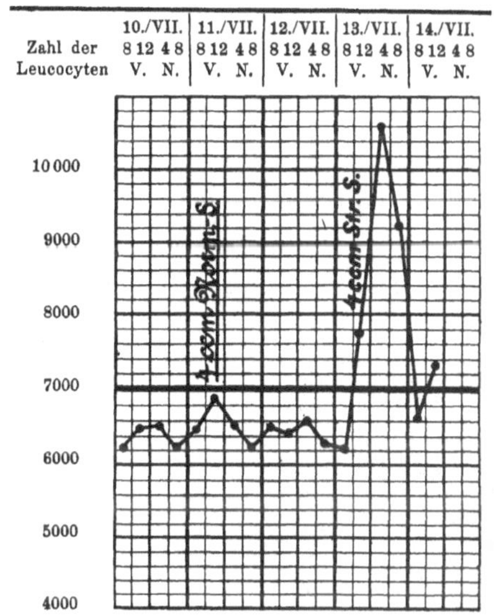

geregten Leukocytose und dem dadurch auf den Organismus ausgeübten Reiz zu größerem Stoffverbrauch zurückführen.

IV.

Die Serumbehandlung der Fälle des I., I.–II. und II. Stadiums (nach Turban).

Was die von mir behandelten Fälle des I., I.—II. und II. Stadiums anbetrifft, so paßt für die Mehrzahl derselben der Ausdruck Tuberkulose-Mischinfektion eigentlich nicht recht, nämlich insofern nicht, als es mir bei den meisten trotz eifrigen Suchens, Anwendung von Sedimentierverfahren usw. nicht gelungen ist, Tuberkelbazillen nachzuweisen. Klinisch konnten bei allen die Erscheinungen von Spitzeninfiltrationen nachgewiesen werden, demnach bestand bei allen der unsren heutigen Anschauungen entsprechende Verdacht auf eine latente Tuberkelbazilleninfektion, der positive Tuberkelbazillennachweis gelang nur in einem Fall (VIII) unter 13 und zwar bei einer Kranken, welche zwei Jahre lang vorher in meiner Beobachtung gestanden hat. Auch hier war der Tuberkelbazillennachweis lange vergeblich versucht worden und wurde zum erstenmal positiv in einem Sputum, welches nach einer Seruminjektion entleert wurde.

Eine Kranke hatte im Gesicht einen Lupus vulgaris, ohne daß Tuberkelbazillen im Auswurf vorhanden waren.

In zwei Fällen habe ich noch eine Tuberkulinreaktion angestellt, welche bei 0,001 g positiv ausfiel, in den übrigen Fällen habe ich mich mit der klinischen Diagnose begnügt, zumal da diese durch Symptome, wie Abmagerung, Nachtschweiße, vorangegangene Hämoptoe usw. unterstützt wurde. Schließlich will ich noch bemerken, daß die klinischen Befunde auch durch die Röntgenuntersuchung der Lungen bestätigt wurden, wie aus den einzelnen Krankengeschichten ersichtlich ist. Die betreffenden Untersuchungen hat Herr Professor Grunmach ausgeführt.

Der mir so selten in den Fällen des I. und II. Stadiums trotz sorgfältigen Suchens geglückte Nachweis von Tuberkelbazillen ist für mich ein Beweis dafür, daß in den Anfangsstadien der Lungenschwindsucht die Tuberkelbazillen nicht die Hauptrolle spielen, sondern daß es die sogenannte Mischinfektion ist, welche den Boden für die Ansiedlung bezw. Vermehrung etwa schon latenter Tuberkelbazillen bereitet.

Mir will es nicht einleuchten, daß gegenüber den massenhaft im Sputum meist enthaltenen Kokken die nach langem Suchen endlich gefundenen spärlichen Tuberkelbazillen das wichtigste Agens zumal in den Anfangsstadien darstellen sollen.

Was nun die Behandlung der Fälle des I. und I.—II. und II. Stadiums anbetrifft — im ganzen 14 —, so zeigten sie sämtlich die oben als typisch beschriebene Reaktion, Kopfschmerzen, vermehrten Husten, Auswurf, Stiche auf der Brust, Zunahme der Rasselgeräusche usw. In drei Fällen (I, X und XI) wurde im Anschluß an die erste Seruminjektion zum erstenmal während der Beobachtungszeit Auswurf entleert. Auffällig war bei allen Fällen die große Steigerung der Eßlust im unmittelbaren Anschluß an den Ablauf der Seruminjektionen und die damit verbundene gleichmäßige erhebliche Gewichtszunahme.

Bezüglich der Gewichtszunahme wird wohl der Einwand versucht werden, daß diese im wesentlichen eine Folge der gleichzeitigen guten Ernährung gewesen sei, doch muß ich denselben ablehnen.

Ich habe auf einer Tabelle (s. u.) einige Fälle des I. u. I.—II. Stadiums in bezug auf die Körpergewichts-Verhältnisse zusammengestellt. Ich bin bei allen Kranken so vorgegangen, daß ich sie etwa 1 Woche vor der Serumbehandlung auf Temperatur, Gewichtszunahme usw. beobachtet habe. Von diesen zeigen Fall VI, Fall VII, Fall VIII in der Vorperiode Gewichtsabnahmen um $\frac{1}{2}$, 4 und $2\frac{1}{2}$ Pfd. Weiterhin bedingt die Serumbehandlung in manchen Fällen zunächst eine Gewichtsabnahme (Fall I — 2 Pfd., Fall VII — $1\frac{1}{2}$ Pfd., Fall X — 2 Pfd.), und erst nach Ablauf der ersten Reaktionen beginnt dann der gleichmäßige Anstieg des Körpergewichts.

Besonders wechselnd zeigt sich im Fall VII die Höhe des Körpergewichtes, welches zunächst etwa 18 Wochen hindurch die erheblichsten Schwankungen zeigt und gegen das Anfangsgewicht sogar um 6 Pfd. heruntergeht, bis dann von der 19. Woche an ein gleichmäßiges Ansteigen erfolgt.

Wenn manche Fälle der Anfangsstadien schon der Behandlung Schwierigkeiten bereiten, so gilt dies noch weit mehr von den Fällen des III. Stadiums, welche weiter unten besprochen werden sollen. Im einzelnen gestaltet sich die Gewichtszunahme der 11 Fälle des I. Stadiums (bezw. I.—II.) folgendermaßen:

Fall	I:	18	Pfd.	in	$2\frac{3}{4}$	Monaten
„	II:	$8\frac{1}{2}$	„	„	$1\frac{2}{3}$	„
„	III:	3	„	„	$\frac{2}{3}$	„
„	IV:	5	„	„	2	„
„	V:	$14\frac{1}{2}$	„	„	3	„
„	VI:	$5\frac{1}{2}$	„	„	$2\frac{1}{2}$	„
„	VII:	7	„	„	$7\frac{1}{2}$	„

Fall VIII: $13\frac{1}{2}$ Pfd. in 4 Monaten
„ IX: 16 „ „ 5 „
„ X: $4\frac{1}{2}$ „ „ $1\frac{1}{2}$ „
„ XI: $8\frac{1}{2}$ „ „ $1\frac{1}{2}$ „

Die Gewichtszunahme der Fälle des II. Stadiums ist folgende:

Fall XII: 10 Pfd. in $3\frac{1}{2}$ Monaten
„ XIII: 5 „ „ 2 „
„ XIV: $17\frac{1}{2}$ „ „ 3 „

Von den ersten 11 Fällen waren acht am Ende der Behandlung frei von katarrhalischen Erscheinungen, zeigten jedoch noch leichte Spitzendämpfungen und unbedeutende Veränderung des Charakters des Atmungsgeräusches an den vorher erkrankten Lungenteilen. In diesem Sinne geheilt waren die Fälle I—V und VII—IX, bei einer Behandlungszeit von $3\frac{1}{5}$ Monat. Gebessert waren die Fälle VI, X und XI nach $1\frac{3}{4}$ Monaten. Am Ende der Serumbehandlung wurde in vier Fällen Nr. 1, 2, 5 und 8 die Tuberkulinprobe mit 0,002 g angestellt und ergab, wie die Kurven IB, II, IV und VIIB. zeigen, übereinstimmend keine Reaktion. Von diesen Fällen hatte Nr. 8 Tuberkelbazillen im Auswurf gehabt und früher auf Tuberkulin reagiert.

Besonderen Wert möchte ich unter diesen Fällen auf Nr. 7 und 8 legen. Beides sind Kranke, welche ich seit mehr als zwei Jahren in dauernder Behandlung gehabt habe.

Die erstere Kranke, ein 21jähriges Mädchen, von den Eltern beiderseits mit Tuberkulose belastet, kam zuerst September 1901 wegen Lungenspitzenkatarrh in meine Behandlung, erhielt nacheinander Guajacol, subkutane Injektionen von Acid. cacodyl., Eisenpräparate usw. Der Versuch einer Hetolbehandlung brachte auch keine Besserung, diese trat erst im Verlaufe einer Januar 1902 begonnenen T. R.-Behandlung ein. Die Kranke wurde im Juni 1902 in eine Lungenheilstätte entlassen, sie hatte zu dieser Zeit noch eine Temperaturkurve mit abendlichen Steigerungen bis 37,6 bis 37,8° C. (vgl. Kurve VIC). Aus der Lungenheilstätte nach fünf Wochen wegen Fieber als ungeeignet für die Behandlung entlassen, kam sie nach vorübergehendem Aufenthalt bei Verwandten Anfang Dezember 1902 in die Charité mit katarrhalischen Erscheinungen auf beiden Lungenspitzen und einer Temperaturkurve, welche auf Kurve VIA dargestellt ist.

Diese Kranke wurde nach $7\frac{1}{2}$ monatlicher Behandlung mit Streptokokkenserum — die Reaktionen auf dasselbe zeigt Kurve VIB — soweit hergestellt, daß sie, frei von katarrhalischen Erscheinungen, entlassen werden konnte. Auch die Temperaturkurve (Kurve VID) zeigt, abgesehen von einer kurz vor der Entlassung erfolgten Erhebung bis 37,1° C. nach Injektion von 5 ccm Serum, nur abendliche Temperaturen bis 37° C.

Diese Kranke hat dann, was sie zwei Jahre hindurch nicht konnte, eine Stelle als Hausmädchen angenommen und bei völligem Wohlbefinden versehen.[1])

Ein weiterer Fall (Nr. 8) ist ebenfalls mehrere Jahre in meiner Beobachtung.

16jähriges Mädchen hat seit 3½ Monaten Husten, Auswurf und Nachtschweiße, im Sept. 1900 Hämoptoe gehabt. Im Febr. 1901 erkrankte sie wieder mit Hämoptoe und wurde von Februar 1901 bis 28. April 1901 von mit Kreosot behandelt und dann der Lungenheilstätte überwiesen. Nach sechs Wochen wieder arbeitsfähig, erkrankte sie Januar 1902 aufs neue und wurde von mir mit T. R. behandelt bis zum 19. Juli, an welchem Tage sie gebessert in die Lungenheilstätte entlassen wurde. Von hier wurde sie am 22. September als arbeitsfähig entlassen. Ende Dezbr. 1902 erkrankte sie wieder mit Husten und Auswurf, nahm 20 Pfund an Gewicht ab (von 117 auf 97 Pfd.) und ließ sich wieder in die Charité aufnehmen.

Sie zeigte katarrhalische Erscheinungen auf beiden Lungenspitzen, hatte spärlich Auswurf, in welchem zwar reichlich Kokken, aber wie bisher keine Tuberkelbazillen nachweisbar waren.

Kurve VIIA zeigt den Temperaturverlauf der ersten Tage, der Vorperiode, dabei nimmt die Kranke 2½ Pfd. ab, die Injektion mit Streptokokkenserum bedingt (vgl. Kurve VIIA) zwar eine etwas höhere anfängliche Fieberbewegung, trotzdem erfolgt nach acht Tagen 1 Pfd. Gewichtszunahme, unter Fortsetzung der Injektionen kehrt die Temperatur zur Norm zurück, und es beginnt nun eine gleichmäßige konstante Besserung aller Erscheinungen. Die Kranke konnte am 23. Mai 03 frei von katarrhalischen Erscheinungen mit Schallverkürzung auf der rechten Spitze entlassen werden. Auf 2 mg Tuberkulin erfolgte keine Reaktion (Kurve VIIB), obwohl hier in dem während der Serumbehandlung entleerten Sputum Tuberkelbazillen nachgewiesen werden konnten und die Kranke früher auf Tuberkulin deutlich reagiert hatte.

Diese Kranke ist seit der Zeit völlig wohl, wie ich mich durch mehrfache Untersuchungen überzeugen konnte.

---

[1]) Leider hat dieser Erfolg nicht ganz angehalten. Nach zwei Monaten hat die Kranke nach einer starken Erkältung beim „Großreinemachen“ aufs neue wieder Krankheitserscheinungen auf einer Lungenspitze gezeigt und ist aufs neue mit Streptokokkenserum behandelt worden. Dabei ist, während sie im Dienst verbleiben konnte, ein Rückgang der katarrhalischen Erscheinungen bisher erreicht worden, bei Erhaltung des Körpergewichts.

Von besonderem Interesse ist dann noch der Fall (IX), bei welchem die Erscheinungen des Lungenspitzenkatarrhs mit einem Lupus vulgaris exfoliativus vergesellschaftet waren.

Es handelte sich um ein 21 jähriges Dienstmädchen, welches die Hauterkrankung seit ihrem zweiten Lebensjahr, also seit fast 20 Jahren haben wollte. Ende April 1903 erkrankte Pat. nun mit Husten, Stichen auf der Brust, Nachtschweißen und allgemeiner Mattigkeit.

Sie zeigte deutliche Symptome von beiderseitigem Lungenspitzenkatarrh und hatte die oben beschriebene typische Reaktion auf Streptokokkenserum (Kurve X), während sie auf Tuberkulin 1 mg nicht reagierte. Auch hier fehlten Tuberkelbazillen im Auswurf.

Bemerkenswert waren die Erscheinungen an dem Lupus des Gesichts. Ich will bemerken, daß die Diagnose Lupus vulgaris exfoliativus (Knötchenform) von der dermatologischen Klinik der Charité bestätigt wurde.

Die Kranke, welche wie alle anderen, am Oberschenkel subkutan injiziert wurde, gab nun spontan das Gefühl von Hitze und Jucken in dem Lupus an, sie beschrieb dies, es wäre ihr so, „als ob eine Fliege darüberliefe“.

Objektiv ließ sich stärkere Rötung und Schuppung des Lupus, welcher sich im Verlaufe der bisherigen Behandlung dauernd verkleinert hat, nachweisen.

Ich konstatiere hier nur die Tatsache der Reaktion des Lupusgewebes, ohne ihr vorläufig eine Deutung geben zu wollen.

Unter den Fällen des Stadium II mache ich auf Fall XII aufmerksam. Hier bestand bei Beginn der Behandlung eine Erkrankung der rechten Lungenspitze mit Schallverkürzung und katarrhalischen Geräuschen, eine geringere Affektion der linken Lungenspitze, ferner über dem rechten Unterlappen starke Dämpfung des Schalles mit Reibegeräuschen und reichlichen, mittelgroßblasigen Rasselgeräuschen. Der Lungenbefund zeigt $3\frac{1}{2}$ Monate später bei beendeter Behandlung nur geringe Veränderungen des Perkussionschalles und nur über dem rechten Unterlappen noch geringe Abschwächung des Athemgeräusches.

V.

Die Serumbehandlung der Fälle des Stadium III.

Ich komme nun zu denjenigen Fällen, deren Beurteilung für die Frage der Eignung zur Streptokokkenserumbehandlung am schwierigsten ist.

Ich habe schon oben gesagt, daß die vorgeschrittensten Stadien der Lungentuberkulose selbstverständlich auszuschließen sind, und halte nur solche Fälle des III. Stadiums für geeignet, welche noch leidlich guten Ernährungszustand, einen gut arbeitenden Herzmuskel, gute Verdauungstätigkeit und nicht zu ausgedehnte Prozesse in den Lungen haben. Aber auch diese Angaben bieten keinen sicheren Anhalt, ich habe z. B. in einem Fall, dessen Behandlung zu beginnen ich mich fast scheute (Fall XIX), eine überraschend gute Besserung gesehen, andererseits in einem Falle (XX), bei welchem ich guten Erfolg schnell zu erwarten glaubte, erst nach langer Behandlung, fortdauerndem Hin- und Herschwanken des Gewichts usw. endlich allmähliche konstante Besserung erreicht.

Wenn auch die Erfahrungen an Fällen I. und II. Grades einen gewissen Anhalt für die Beurteilung der Fälle des III. Stadiums erlauben, so entscheidet am letzten Ende für den Einzelfall doch nur die vorsichtige Einleitung der Streptokokkenserum-Behandlung darüber, ob sie dem Kranken nützen wird. Jeder solche Fall ist ein Problem für sich, bei jedem stellt der Beginn der Serumbehandlung ein gewisses Experiment dar, und schließlich sind ja doch alle unsere Heilversuche an Kranken in gewissem Sinne Experimente, und das Gelingen derselben hängt viel von der ärztlichen Kunst ab. Immerhin werden aber bei einer solchen Tuberkulosebehandlung ganz andere Anforderungen an die Urteilsfähigkeit des Arztes gestellt, als wenn ein Rheumatiker mit Salizyl bis zur Intoxikation überschüttet wird oder ein Mittel aus dem Schatz der zahlreichen, im wesentlichen nur Scheinerfolge vortäuschenden Antipyretica zu verschreiben ist. Die ganze Art der Behandlung ist eben eine differente und kann bei unvorsichtiger Anwendung in Fällen III. Stadiums den Kranken mehr schaden als nützen.

Ich gehe zu den einzelnen Fällen über, die ausführlichen Krankengeschichten folgen unten.

Fall XV. 34jährige Frau. Beide Oberlappen in ganzer Ausdehnung erkrankt, noch keine Kavernenbildung nachweisbar, katarrhalische Erscheinungen auch über den Unterlappen.

Tuberkelbazillen im Auswurf.

Reaktion auf Streptokokkenserum zeigt Kurve XI. Erhebliche rasche Besserung. Gewichtszunahme in 3 Monaten 12 Pfd. Völliges Wohlbefinden. Kein Husten, kein Auswurf. (Vgl. Krankengeschichte 15.)

Fall XVI. 27jähriges Mädchen, ein ganzer Oberlappen schwer, $\frac{1}{2}$ Oberlappen leicht erkrankt. Tuberkelbazillen —.

Reaktion auf Streptokokkenserum mit Husten, Stichen auf der Brust und Auswurf bei geringer Temperaturerhebung.

Rasche Besserung des Allgemeinzustandes.

$17\frac{1}{2}$ Pfd. Gewichtszunahme in $4\frac{1}{3}$ Monat.

Pat. ist zur Zeit als Schriftsetzerin tätig und wird ambulatorisch mit weiteren Injektionen behandelt.

Fall XVII. 25jährige Frau, beide Oberlappen in ganzer Ausdehnung erkrankt. Tuberkelbazillen +.

Reaktion auf Streptokokkenserum zeigt Kurve XII.

Erhebliche Besserung des Allgemeinzustandes.

Gewichtszunahme 23½ Pfd. in 3⅓ Monat.

Objektiver Lungenbefund noch nicht wesentlich verändert.

Pat. ist zur Zeit imstande, ihre Wirtschaft zu versorgen und wird ambulatorisch weiter behandelt.

Fall XVIII. 8jähriges Mädchen, Tochter der vorhergehenden Frau (Fall XVII). Rechter Oberlappen schwer erkrankt, linker Unterlappen leicht erkrankt. Starke Drüsenschwellungen am Halse. Linksseitige chronische Mittelohreiterung.

Tuberkelbazillen +, werden aber erst nach längerer Zeit in dem nach Seruminjektion entleerten Sputum gefunden. Auswurf anfangs sehr reichlich, enthält reichlich Diplokokken und Streptokokken.

Die Behandlung muß mit großer Vorsicht geleitet werden (½ ccm etwa alle acht Tage). Die Art der Reaktion zeigt Kurve XIII B. Gleich im Beginn der Behandlung fängt auch die chronische Ohreiterung frisch und sehr erheblich zu secernieren an, auch der Auswurf wird anfangs sehr reichlich.

Die Temperatur ist anfangs dauernd abendlich erhöht, Kurve XIII A, bei der Entlassung nicht fieberhaft. (Kurve XIII C).

Das Gewicht steigt in der ersten Zeit um 2 Pfd. an, bleibt dann lange Zeit auf derselben Höhe stehen und hebt sich weiterhin langsam.

Gewichtszunahme in 4⅓ Monat 4 Pfd.

Erhebliche Besserung des Allgemeinbefindens.

Rückgang der Schwellung der Halsdrüsen. Aufhören der Ohreiterung und fast völliges Schwinden des Auswurfs.

Pat. wird ambulatorisch weiter behandelt.

Fall XIX. 26jähriges Mädchen. Ein Oberlappen in ganzer Ausdehnung schwer, ein halber Oberlappen leicht, ein Unterlappen leicht erkrankt. Tuberkelbazillen äußerst reichlich +.

Bei Beobachtung in der Vorperiode Gewichtsabnahme. Wegen des elenden Zustandes bestehen gewisse Bedenken, die Serumbehandlung zu beginnen.

Der vorsichtige Versuch bringt baldige Hebung des Körpergewichts und stetig fotschreitende Besserung.

Gewichtszunahme in 6½ Monat 12 Pfd.

Pat. ist noch in Behandlung. Bei ihr ist nach einigen Monaten eine Kombination mit der Tuberkulolbehandlung[1]) versucht worden. Die Beobachtung ist noch nicht abgeschlossen.

Fall XX. 22jähriges Dienstmädchen, ein Oberlappen in ganzer Ausdehnung schwer, ein halber Oberlappen und ein Unterlappen leicht erkrankt.

---

[1]) Landmann. Über eine neue Methode der Tuberkulose-Toxinbehandlung. Hygien. Rundschau Nr. 8. 1900.

Guter Allgemeinzustand. Tuberkelbazillen +.

Die Kranke erscheint zur Behandlung noch gut geeignet, da sie auch bei der anfänglichen Beobachtung keine wesentliche Temperatursteigerung zeigt (vgl. Kurve XIV A). Die Kranke zeigt prompte Reaktionen auf kleine Dosen Streptokokkenserum (Kurve XIV B). Anfänglich bleibt das Gewicht gleichmäßig, um dann ständig zu sinken. Dabei wird die Temperatur auch in der Zeit, in welcher Reaktionen nicht erzeugt sind, eine subfebrile. (Kurve XIV C.)

Das Gewicht schwankt erheblich (vgl. Gewichtstabelle), im ganzen tritt eine Verminderung von 109½ auf 99 Pfd., also um 10½ Pfd. ein. Dabei ist insofern eine Besserung eingetreten, als Husten und Auswurf fast völlig geschwunden sind.

Schließlich führt die nach mehrwöchentlicher Pause (vgl. Gewichtstabelle) wieder vorsichtig eingeleitete Serumbehandlung (0,5 ccm alle acht Tage) doch eine Hebung des Allgemeinzustandes, Anstieg des Gewichts auf 105 Pfd. und Rückkehr der Temperatur zur Norm (vgl. Kurve XIV D) herbei.

Die Kranke befindet sich zurzeit noch in Behandlung.

Der vorliegende Fall beweist, welche Schwierigkeiten in Fällen des Stadiums III auch in scheinbar geeigneten Fällen die Behandlung darbietet. Für Monate hindurch schien er durch die Einwirkung der Behandlung verschlechtert, bis dann in letzter Zeit eine rasche Wendung zum Besseren erfolgte.

Fall XXI. 18jähriges Mädchen. Beide Oberlappen in ganzer Ausdehnung schwer erkrankt, der rechte Mittellappen und beide Unterlappen leicht erkrankt. Tuberkelbazillen +.

Gewichtsabnahme in der Vorperiode 2½ Pfd. von 105½ auf 103 Pfd.

Die Streptokokkenserum-Behandlung wird eigentlich nur auf Wunsch der Kranken eingeleitet, die Kranke erhält nur 0,3—0,5 ccm alle acht Tage. Die Reaktion ist gering, äußert sich in vermehrtem Husten und Auswurf und, was die Kranke besonders jedesmal betont, erheblicher Steigerung der Eßlust.

Bei wechselndem Verlauf der Temperatur bleibt das Gewicht anfangs zur Zeit der Injektionen bestehen, dann sinkt es dauernd. Die Aussetzung der Injektionen ändert daran nichts, das Gewicht vermindert sich weiter bis auf 97 Pfd. Bei der dann wieder begonnenen Serumbehandlung hebt sich das Gewicht auf 98 Pfd. Die Temperatur ist gegen Ende der 5monatigen Behandlung vielleicht etwas niedriger als im Beginn. Der Allgemeinzustand ist ein leidlich guter, die Atmung nach Angabe der Kranken etwas leichter. Der Lungenbefund hat sich nicht wesentlich verändert.

Die Pat. verläßt auf Wunsch der Eltern das Krankenhaus, um aufs Land zu gehen.

Fall XXII. 34jährige Frau. Zwei Oberlappen schwer erkrankt, größere Kavernenbildung nicht nachweisbar. Tuberkelbazillen +. Intermittierendes Fieber. Pat. wird mit der Diagnose Phthisis florida überwiesen.

Serumbehandlung, vorsichtig eingeleitet, wird gut vertragen, sodaß Patientin sich erholt und das Krankenhaus auf einen Tag wegen Urlaubs, welchen sie trotz allen Abredens verlangt, verlassen kann. Darnach erhebliche Verschlechterung des Zustandes.

Die nun wegen der Gefahr rasch fortschreitender Streptokokkeninfektion in größeren Mengen gegebenen Serumdosen werden gut vertragen. Trotz der erheblichen Fiebersteigerungen Besserung des Allgemeinzustandes und sogar Gewichtszunahme (vgl. Kurve XV). Die Behandlung wird zurzeit so fortgeleitet, daß etwa 4—5 Tage 1 ccm Serum injiziert wird. Das Fieber ist im allgemeinen niedriger, eine bestimmte Voraussage des weiteren Verlaufes ist nicht zu geben.

Ich habe die Krankengeschichten der Fälle des III. Stadiums hier kurz angeführt, weil sie nach meiner Ansicht am besten das Wesen der Behandlung erläutern.

Wenn ich von diesen Fällen auch noch keinen als geheilt bezeichnen kann, so sind doch die in Fall XV—XIX erzielten erheblichen Gewichtszunahmen um so mehr bemerkenswerte, als sie trotz fieberhafter Reaktionen erfolgt sind.

Aber auch die Tatsache der guten Gewichtszunahme solcher Fälle des III. Stadiums an sich ist bemerkenswert. So sagt Bandelier in bezug auf die Gewichtszunahme von Fällen des II. Stadiums, welche er mit T. R. behandelt hat: „Ich mache darauf aufmerksam auf die fast ohne Ausnahme sehr beträchtliche Körpergewichtszunahme, die bei mehr vorgeschrittener Tuberkulose sonst keine so konstante Erscheinung ist.“

Ich stelle hier die Resultate, welche Bandelier[1]) unter den günstigen Bedingungen einer Lungenheilstätte und unter Kombination der Behandlung mit Kochschem Neutuberkulin (Bazillenemulsion) gehabt hat und als bemerkenswerte ansieht, zusammen mit den meinigen, welche unter den ungünstigeren Bedingungen des Krankenhausaufenthalts erreicht sind.

Bandelier			Menzer		
I. Stadium:			I. Stadium:		
Zahl d. Fälle	durchschnittl. Gewichtszunahme	durchschnittl. Monate	Zahl d. Fälle	durchschnittl. Gewichtszunahme	durchschnittl. Monate
3	6 Pfd.	7	11	9,1	2,9
II. Stadium:			II. Stadium:		
26	12,8	$7\frac{1}{2}$	3	10,8	2,8
			III. Stadium:		
			5	13,8	4,3

Dabei waren frei von katarrhalischen Erscheinungen bei der Entlassung:

	Bandelier	Menzer
I. Stadium:	3 Fälle	8 Fälle (von 11)
II. Stadium:	nur 4 Fälle von 26.	Von 3 Fällen 1.

---

[1]) l. c. Nr. 3.

Ich bin darnach wohl berechtigt zu sagen, daß meine Resultate mit denen, welche Bandelier unter günstigeren Bedingungen erzielt hat, einen Vergleich sicherlich nicht zu ihren Ungunsten aushalten.

Auf die Frage von Dauerheilungen will ich erst weiter unten eingehen.

VI.

Ergebnisse von Röntgenuntersuchungen (Prof. Grunmach) vor und nach der Serumbehandlung.

Im Vorstehenden habe ich das Hauptgewicht für die Beurteilung des Einflusses der Serumbehandlung auf die Beobachtung der Fälle in bezug auf Allgemeinzustand, Gewichtszunahme, Rückgang katarrhalischer Erscheinungen usw. gelegt, und ich will auch hier von vornherein bemerken, daß für mich diese Beurteilung die maßgebende ist.

Immerhin ist es aber nicht ohne Wert, wenn auch andere Untersuchungsmethoden mit herangezogen werden, und so habe ich denn die von mir beobachteten Fälle in verschiedenen Stadien der Serumbehandlung mit Röntgenstrahlen untersuchen lassen.

Die betreffenden Untersuchungen wurden von Herrn Prof. Grunmach ausgeführt. Wir gingen stets so vor, daß der Befund der Lungen bei der Durchleuchtung festgelegt wurde, ehe meinerseits das Ergebnis der klinischen Untersuchungen angegeben wurde.

Ich habe hier durchweg beobachten können, wie übereinstimmend die Röntgenuntersuchung die durch Perkussion eben nachweisbaren Spitzendämpfungen zeigte, wie bei vorgeschritteneren Prozessen das Röntgenverfahren die Perkussion und Auskultation bestätigte und nicht selten noch eine weitere Ausdehnung des Krankheitsprozesses anzeigte, als klinisch nachgewiesen werden konnte.

Im weiteren Verlauf der Serumbehandlung wurden dann nach längerer oder kürzerer Zeit die Lungen der behandelten Kranken wieder mit Röntgenstrahlen untersucht. Dabei wurde so verfahren, daß die Befunde, ohne die früheren zunächst heranzuziehen, festgelegt wurden und erst nachher eine vergleichende Beurteilung erfolgte.

Ich stelle zunächst bei einer Reihe von Kranken die verschiedenen Ergebnisse der Röntgenuntersuchungen nebeneinander.

	Vor der Serumbehandlung	Nach oder im Verlauf der Serumbehandlung
Fall I Stadium I.	9./V. 03. Bei Durchleuchtung von hinten nach vorn hellen sich die Lungen in ihrer Gesamtheit nicht so auf, wie normal. Dasselbe bezieht sich auch auf die Lungenspitzen. Die Durchleuchtung von vorn nach hinten ergibt einen abnormen Schatten zwischen der Herzspitze und dem Augulus scapulae im entsprechenden Komplementärraum. Auf dem Actinogramm erscheint in toto die rechte Lungenspitze kleiner als die linke. Auch hier zeigt sich ein abnormer Schatten zwischen linkem Ventrikel und Thoraxgrenze.	12./VII. 03. Bei tiefer Inspiration sieht man, abgesehen von dem Herde in dem linken Unterlappen, die Lungen sich gut aufhellen. Desgl. zeigen auch die Lungenspitzen eine deutliche, wenn auch nicht völlig normale Aufhellung. Vergleich der Actinogramme. Die früher gesehenen Schattenherde sind schwächer ausgeprägt.
Fall II Stadium I—II.	14./V. 03. Bei der gewöhnlichen Atmung erscheinen die Spitzen nicht so hell, wie die unterhalb der Clavicula gelegenen Lungenpartien. Außerdem hellen sie sich bei tiefem Inspirium nicht so stark auf, wie in der Norm. Ferner erscheint die linke Lungenspitze noch etwas dunkler als die rechte. Auf dem Actinogramm ist die linke Lungenspitze bis zur dritten Rippe erheblicher dunkler als die rechte.	30./VI. 03. Unter der linken Clavicula funktioniert die linke Lungenspitze normal, desgl. auch die übrigen Lungenteile, doch hellen sich beide Spitzen oberhalb der Clavicula nicht so auf wie die unteren Lungenpartien. Auf dem Actinogramm läßt die linke Lungenspitze, besonders unterhalb der Clavicula keinen deutlichen Unterschied im Vergleich zur rechten erkennen.
Fall III Stadium I.	23./V. 03. Beide Lungenspitzen dunkler als in der Norm, besonders links. Auch hellen sich dieselben besonders auf der linken Seite nicht so stark auf wie in der Norm. Auf dem Actinogramm erscheint die l. Lungenspitze deutlich dunkler als die rechte.	3./VII. 03. Beide Lungenspitzen hellen sich auf, aber noch nicht so stark, wie unter normalen Verhältnissen. Auf dem Actinogramm ist ein deutlicher Unterschied zwischen den Lungenspitzen nicht zu erkennen.

	Vor der Serumbehandlung	Vor oder im Verlauf der Serumbehandlung
Fall IV Stadium I.	25./IV. 03. (Während der Serumbehandlung.) Beide Spitzen funktionieren gut, die rechte steht aber etwas tiefer und hellt sich nicht so gut auf wie links. Im ganzen kann man sagen, daß der Gegensatz von Hell und Dunkel bei In- und Exspirium nicht so ausgeprägt ist wie bei Normalen.	30./V. 03. Der Befund vom 25. April hat sich nicht wesentlich geändert. Ziemlich starke Schatten in der Gegend der Hilusdrüsen.
Fall XIV.	25./IV. 03. (Nach fünfwöchiger Serumbehandlung.) Hinten links unten befindet sich eine Stelle, die sich bei der Inspiration weniger aufhellt. Hilusdrüsen verdickt sichtbar. Im ganzen ist Gegensatz zwischen In- und Exspirium nicht so deutlich ausgeprägt wie normal.	23./IV. 03. Leichte Abdunkelung links unten. Im übrigen gute Aufhellung bei Inspiration.
Fall XV. Stadium III.	18./VI. 03. Beide Spitzen stark abgedunkelt, hellen sich selbst bei tiefer Inspiration gar nicht auf. Rechts erstreckt sich eine weniger starke Abdunklung bis zur unteren Grenze des Mittellappens, während der Unterlappen sich mehr aufhellt bei tiefer Inspiration. Auch links sieht man eine an den Herzschatten sich anschließende bis zum oberen Rand der vierten Rippe gehende Abdunkelung, die sich in der Gegend unterhalb des Schlüsselbeins mehr aufhellt als in den unteren Teilen.	17./VII. 03. Der Befund gegen die vorige Untersuchung hat sich insofern gebessert, als beide Unterlappen in der Breite von 3—4 Querfinger sich fast mehr wie in der Norm aufhellen, es besteht hier eine kompensatorische Verbesserung der Lungenfunktion.
Fall XVI Stadium III.	16./IV. 03. Beide Lungenspitzen hellen sich bei der Inspiration nicht normal auf. Die linke Lungenspitze ist über der Clavicula kleiner als die rechte und	17./VII. 03. Die Lungenteile unter beiden Schlüsselbeinen hellen sich gut auf, das Zwerchfell macht entsprechend der Aufhellung normale Exkursion.

	Vor der Serumbehandlung	Vor oder im Verlauf der Serumbehandlung
	oberhalb und unterhalb der Clavicula bis zur dritten Rippe erheblich dunkler als die rechte.	Die Lungenspitzen hellen sich noch nicht normal auf. Auf dem Actinogramm erscheinen die Lungen in toto mehr aufgehellt als früher, auch die linke Lungenspitze besonders unter der Clavicula.
Fall XVII. Stadium III.	11./IV. 03. Bei Durchleuchtung von hinten nach vorn zeigt sich in beiden Spitzen eine abnorme Abdunkelung, außerdem von beiden Clavikeln nach unten sich erstreckend eine von oben nach unten an Intensität abnehmende Verschleierung beider Lungen. Selbst bei tiefem Inspirium hellen sich die genannten Lungenpartien nur unbedeutend auf.	16./V. 03. Im wesentlichen dieselben Verhältnisse wie am 11. April.
Fall XVIII Stadium III.	9./IV. 03. Bei Durchleuchtung sieht man im Bereich der fossa supraclavicularis dextra und auch etwas nach unten die Clavicula überragend einen tiefdunklen abnormen Schatten, der sich bei tiefer Inspiration gar nicht aufhellt. Ein kleiner abnormer Schatten von etwa Walnußgröße befindet sich im Bereich der linken Hilusgefäße, ein zweiter gleich großer im linken untern Lungenlappen.	17./VII. 03. Man sieht den Schatten im Bereich der Fossa supra und infraclavicularis sich besonders im lateralen Teil aufhellen. Der Herd im linken Unterlappen ist weniger deutlich ausgeprägt als früher.
Fall XIX Stadium III.	16./IV. 03. Rechts oben Verdichtung bis zwei Querfinger breit unterhalb der Clavicula. Bei der Durchleuchtung von hinten nach vorn erscheint die rechte Spitze oberhalb der Clavicula dunkel und hellt sich bei tiefer Inspiration nicht auf, während die l. Spitze heller erscheint. Die übrigen Partien der Lunge erscheinen relativ normal.	17./VII. 03. Die Gegend über der rechten Clavicula ist abgedunkelt und hellt sich bei tiefer Atmung nicht auf. Die Teile unter der rechten Clavicula hellen sich ziemlich gut auf, doch noch nicht so stark wie auf der linken Seite. Auf dem Actinogramm ist der Schatten des rechten Oberlappens nicht mehr so dunkel als früher.

	Vor der Serumbehandlung	Vor oder im Verlauf der Serumbehandlung
Fall XX Stadium III.	11./IV. 03. Über der linken fossa supraclavicularis eine starke Abdunkelung, während die rechte Spitze hell und durchscheinend sich zeigt. Auch die Partie unterhalb der Clavicula bis zur vierten Rippe hin ist abgedunkelt und hellt sich bei tiefer Inspiration wenig auf. In diesem Schatten sieht man eine eiförmige etwas hellere Abrundung nach innen vor der Mohrenheimschen Grube. Im Bereich der rechten Hilusgefäße sieht man abnorme Schatten.	20./VII. 03. Die Lungen hellen sich beiderseits unter den Klavikeln nicht so stark auf wie in der Norm. Der Schatten unter der Clavicula links ist viel heller als bei der vorhergehenden Untersuchung. Die linke Spitze ist oberhalb der Clavicula noch stark abgedunkelt, in geringem Grade die rechte. Auf dem Actinogramm erscheint der linke Oberlappen in toto weniger abgedunkelt als früher, besonders unter dem Schlüsselbein. Die rechte Lungenspitze erscheint etwas dunkler als früher.
Fall XXI Stadium III.	Bei Durchleuchtung von hinten nach vorn sieht man oberhalb der linken Clavicula eine deutliche abnorme Schattenbildung, die sich strangförmig nach unterhalb der Clavicula etwa bis zur dritten Rippe erstreckt. Ferner kann man hier deutlich ein eiförmiges Gebilde erkennen, das sich mit dem längsten Durchmesser von oben nach unten erstreckt und dessen Zentrum viel heller ist als die wallförmige dunkle Umrandung. Die rechte Spitze hellt sich auch nicht so auf wie in der Norm. Endlich zeigt sich unten oberhalb des Leberschattens ein diffuser, etwa citronengroßer abnormer Schatten und ein kleiner, weniger deutlicher links unter der Herzspitze.	17./VII. 03. Bei Durchleuchtung von hinten nach vorn sieht man die Schattenbildung in den unteren Partien der Lungen nicht so tief dunkel ausgeprägt wie früher. Die linke Spitze oberhalb der Clavicula ist ebenso abgedunkelt wie früher und hellt sich auch bei tiefster Inspiration nicht auf. Die rechte Lungenspitze oberhalb der Clavicula ist stärker abgedunkelt als früher.

In der Mehrzahl der Fälle hat die Röntgenuntersuchung der Lungen gezeigt, daß im Verlauf der Serumbehandlung Aufhellung vorher abgedunkelter Teile, bessere Funktion der gesamten Lungen und einzelner Teile derselben eingetreten ist. Ich möchte dabei weniger auf leichte Fälle wie z. B. I und II, als vielmehr auf die Fälle des III. Stadiums (XV, XVI, XVIII, XIX und XX), welche letzteren sämtlich wesentliche günstige Änderungen gezeigt haben, Gewicht legen.

Schon oben habe ich betont, daß die Untersuchung der Lungen in erster Linie mit dem Schirm erfolgte und hierbei besonders auf Prüfung ihrer Funktion Wert gelegt wurde.

Was die Actinogramme anbetrifft, so wurden die Bedingungen bei ihrer Anfertigung, soweit dies möglich ist, in bezug auf Auswahl der Röhren, Stellung des Patienten, Dauer der Exposition gleich gewählt. Auch diese Actinogramme zeigen nun durchweg übereinstimmend die schon bei der Schirmuntersuchung festgestellten günstigen Veränderungen, dürften demnach eine gewisse Beweiskraft auch wohl haben.

Wie ich aber schon oben ausgesprochen habe, beurteile ich die Besserung der von mir behandelten Fälle hauptsächlich nach den klinischen Beobachtungen, welche ich ja vorher ausführlich dargelegt habe. Was die Röntgenuntersuchungen anbetrifft, so möchte ich nur behaupten, daß die übereinstimmenden Resultate der Schirmuntersuchung und der Actinogramme doch die günstigen klinischen Beobachtungen zu bestätigen scheinen.

VII.

Schlußbetrachtungen.

Wenn ich aus den vorstehenden Beobachtungen noch einmal das Wesentliche zusammenfasse, so ist zunächst von hohem wissenschaftlichen Interesse die auf kleine Mengen des Streptokokkenserums (0,5—1,0 ccm) eintretende typische, oben näher beschriebene Reaktion. Von Bedeutung ist ferner die im Verlauf der Behandlung bei fast allen der beobachteten Fälle auftretende Besserung des Allgemeinbefindens, Steigerung der Eßlust, Gewichtszunahme und Besserung auch der lokalen Krankheitsprozesse.

Dabei möchte ich weniger auf das rasche Verschwinden der Krankheitserscheinungen bei initialen Fällen Gewicht legen, als auf die zum großen Teil raschen und wesentlichen Besserungen der Fälle des II. und III. Stadiums.

Eine Frage möchte ich noch eingehender erörtern, und zwar diejenige nach dauernden Heilungen besonders der initialen Fälle.

Diese Frage möchte ich zunächst theoretisch beantworten. Unter dem Einfluß des Streptokokkenserums löst der Organismus Streptokokkenherde auf und immunisiert sich dadurch in gewissem Sinne aktiv. Wenn wir nun wissen, wie wenig z. B. eine überstandene Streptokokkenangina, bei welcher doch auch eine aktive Immunisierung stattfindet, gegen weitere Anginen schützt, wie selbst nach einer Pneumonie ein langer Schutz gegen die den Streptokokken so nahe verwandten Pneumokokken nicht besteht, so werden wir a priori die Erwartungen nicht zu hoch stellen dürfen.

Ich spreche hier zunächst von Fällen, welche klinisch zwar der Tuberkulose dringend verdächtig, in denen aber nur die Bakterien der Mischinfektion nachweisbar sind. Indem ich von etwa latent gebliebenen Tuberkelbazillen hier absehe, zeigen die Erscheinungen an den Fällen des I. Stadiums bis jetzt, daß die Mehrzahl derselben schon mehrere Monate arbeitsfähig und gesund geblieben sind. Auch eine Kranke (III. Stadium Fall 6) hat nach mehrmonatlicher Behandlung ihre Arbeit als Schriftsetzerin wieder aufgenommen und ist im stande dieselbe zu versehen, indem bei ambulatorischer Fortsetzung der Kur der Zustand sich stetig bessert. Andererseits ist aber eine seit mehreren Jahre in Behandlung befindliche Kranke (Fall VII), nachdem sie mehrere Monate frei von Krankheitserscheinungen gewesen ist und gearbeitet hat, nach einer starken Erkältung wieder erkrankt.

Es ist auch gar nicht möglich, eine so erhebliche Schädigung der Konstitution, deren Vorhandensein doch die Entwicklung der Tuberkulose voraussetzt, in mehreren Monaten so zu beseitigen, daß unter den neuen Schädigungen des Berufes Wiedererkrankungen auf lange Zeit vermieden werden können.

Ich habe es daher mit den Kranken nach ihrer Entlassung so gehalten, daß ich dieselben alle 8—14 Tage behufs Untersuchung sich vorstellen ließ. Ferner habe ich denselben vor allem angeraten, bei jedem neu auftretenden Katarrh der Atmungsorgane sich sofort zur Untersuchung und ev. Erneuerung der Behandlung einzufinden.

Es ist besonders in Fällen, in welchen das Leiden schon ein eingewurzeltes ist, dann vielleicht möglich, in jahrelanger Beobachtung und ev. Behandlung die vorhandene zur Tuberkulose disponierte Konstitutionsanlage zu beseitigen.

Auch habe ich, nachdem im Verlaufe der Serumbehandlung die Krankheitserscheinungen geschwunden waren, eine Abhärtung der Kranken durch kalte Abreibungen, Douchen usw. versucht und ihnen, soweit sie es durchführen konnten, die Fortsetzung dieser Prozeduren nach der Entlassung empfohlen. Selbstverständlich ist auch da, wo der Beruf als solcher eine Schädigung der Atmungsorgane in besonderem Maße mit sich brachte, ein Wechsel der Beschäftigung, soweit er angängig war, von mir angeraten worden.

Die Erwartungen, welche ich selbst daher an die Streptokokkenserum-Behandlung der Tuberkulosemischinfektion stelle, sind zunächst nur die, daß eine Beseitigung der katarrhalischen Erscheinungen, soweit sie durch die Mischinfektion bedingt sind, weit erfolgreicher und schneller gelingt als durch unsere bisherigen therapeutischen Maßnahmen.

Inwieweit länger dauernde Heilungen besonders initialer Fälle möglich sein werden, vermag ich zur Zeit nicht zu beurteilen, ebensowenig welchen Einfluß die gelungene Beseitigung der Mischinfektion auf die Besserung und Ausheilung der nachgewiesenen oder ev. latenten Tuberkelbazilleninfektion auszuüben vermag. Ich beabsichtige auch durchaus nicht, die Behandlung der Lungentuberkulose nur auf die Basis der Behandlung der Mischinfektion zu stellen, sondern habe schon in einigen Fällen eine gleichzeitige Bekämpfung der Tuberkelbazilleninfektion versucht. Ich habe hierzu das Landmannsche Tuberkulosetoxin[1]) gewählt.

Indem ich zum Schluß noch einmal darauf hinweise, daß ich die Streptokokkenserum-Behandlung der Tuberkulose-Mischinfektion im allgemeinen als eine Anstaltsbehandlung betrachte und für eine durchaus differente, mit Vorsicht unter sorgfältiger Auswahl der Fälle zu dosierende halte, glaube ich durch meine bisherigen Erfahrungen berechtigt zu sein, diese Behandlung zu allgemeiner Anwendung zu empfehlen und einen Weg, welcher uns dem ersehnten Ziel, der Heilung der Lungentuberkulose, näher führt, angegeben zu haben.

[1]) l. c.

Gewichtstabelle.[1])

	Wochen																															
	1	2	3	4	5	6	7	8	9	10	11	12	13	14	15	16	17	18	19	20	21	22	23	24	25	26	27	28	29	30	31	32	33
Fall I Stadium I. nfangsgewicht 98½ Pfund.		S.	S.	S.	S.	S.	S.	S.	S.	S.	S.	S.																					
	99	97	104	106½	107	109	111	111	112	115½	116	116½																					
Fall II. Stadium I. nfangsgewicht 91½ Pfund.		S.	S.	S.	S.	S.																											
	95½	97½	98	99	99	98																											
Fall VI nfangsgewicht 90 Pfund.		S.	S.	S.	S.	S.	S.	S.	S.	S.	S.																						
	89½	90	90	90	91½	90½	93½	94	96	97	95																						
Fall VII nfangsgewicht 105 Pfund.			S.	S.	S.	S.	S.				S.								S.	S.	S.	S.		S.	S.	S.	S.	S.	S.		S.	S.	S.
	101	101½	100	102	101	102	102	101	103	100½	102	102	101	99	99	102½	102¼	102½	104	104	106	104	105	104	104½	105	106	107	107	106½	107½	107½	108
Fall VIII nfangsgewicht 99½ Pfund.		S.	S.	S.	S.	S.	S.	S.	S.	S.	S.	S.	S.	S.	S.	S.	S.																
	97	98	99½	100½	101	102	104	106	106	108	108	109	110	110½	110½	111	110½																
Fall X nfangsgewicht 95 Pfund.		S.	S.	S.	S.	S.																											
	97	96	95	99	102	103½																											
Fall XIX nfangsgewicht 95¾ Pfund.		S.	S.	S.	S.	S.	S.	S.	S.	S.	S.	S.	S.	S.	S.	S.	S.	S.	S.	S.	S.	S.	S.	S.	S.	S.	S.	S.					
	94½	96½	97	100	100½	100½	100	101½	101	103	101	102	103	103	104½	105	105	104½	105½	104½	105	106	106	107	106	106½	105	106½					
Fall XX nfangsgewicht 109½ Pfund.	S.	S.	S.		S.	S.		S.	S.	S.	S.		S.				S.	S.	S.	S.							S.	S.	S.	S.	S.	S.	
	109½	109½	109½	108	108	107	106½	106	105½	106	105	105	102½	102	100	100	102	102¼	102	101	100	100	100	101	100	100	99½	99½	100	103	105	104	
Fall XXI nfangsgewicht 105 Pfund.			S.	S.	S.	S.	S.	S.	S.		S.	S.	S.					S.	S.	S.													
	105½	103	103	103½	103	103½	102½	102	101	99½	99½	100	99	99	98	98	97	97	98	98													

[1]) Der Buchstabe S. bedeutet, daß in der betreffenden Woche Seruminjektionen erfolgt sind.

Vorbemerkungen zu den Krankengeschichten.

I. Einzelne Krankengeschichten, besonders diejenigen aus der ersten Zeit der Behandlung, zeigen insofern Abweichungen, als die Beurteilung der Lungengrenzen nicht in gleicher Weise erfolgt ist (teilweise nach cm, teilweise nach Querfingern). Auch fehlt bei einzelnen Fällen aus der ersten Zeit die Angabe einiger Maße der oberen Lungengrenzen.

II. Für die späteren Fälle habe ich folgende Grenzen an den Lungenspitzen festgestellt:

1. Höhe der Spitze vorn über der Clavicula.
2. Höhe der Spitze hinten im Vergleich zur Brustwirbelsäule.
3. Breite der Lungenspitze auf der Höhe der Schulter = Isthmus.
4. Entfernung der hinteren äußeren Grenzen der Lungenspitzen von der Wirbelsäule = Außengrenze.
5. Verlauf der hinteren oberen Lungengrenze bis zur Wirbelsäule.

III. In einigen der späteren Fälle, in denen Tuberkelbazillen nicht nachgewiesen wurden, habe ich vor Beginn der Behandlung, obwohl die Lungenerscheinungen deutliche Symptome der Spitzenaffektion darboten, noch eine Tuberkulinreaktion angestellt. Es empfiehlt sich dies für die Beurteilung solcher Fälle, da ein Ausbleiben einer vor der Serumbehandlung deutlichen Reaktion nach beendigter Behandlung doch bemerkenswert ist.

Fall I (Stadium I).

TB. —.

Bertha Z., 16jähriges Mädchen.

(Hierzu Kurve I.)

Anamnese.

Heredität: Vater 1897 † an Lungenentzündung, nachdem er vorher lange Zeit lungenleidend war.

Eine Schwester hat schon dreimal Lungenentzündung gehabt.

Mutter ist seit längerer Zeit nierenleidend.

Ein Bruder hat vor vielen Jahren Gelenkrheumatismus gehabt.

Kinderkrankheiten: Masern.

Jetzige Erkrankung: Pat. leidet seit Ende März 1903 an Appetitlosigkeit und Magenschmerzen. Sie fühlte stets ein Drücken in der Magengegend, das besonders nach dem Essen zunahm. Pat. hat auch öfter erbrochen, das Erbrochene zeigte manchmal schwärzliche Färbung.

Außerdem leidet Pat. seit dieser Zeit an Kopfschmerzen, die besonders über dem rechten Auge ihren Sitz haben. Seit sechs Wochen fühlt Pat. sich matt und unlustig zur Arbeit, schwitzt in der Nacht stark. Seit ungefähr derselben Zeit hat Pat. Stiche in der linken Brustseite; mäßiger Husten und Auswurf war schon vorher vorhanden. Pat. arbeitete trotzdem bis zum 4. Mai und wurde dann vom Kassenarzt in die Charité geschickt.

Anfangsbefund.

Thorax: lang und schmal; die rechte Supra- und Infraclaviculargrube ist wenig mehr vertieft, als die linke. Die Schulterblätter stehen flügelförmig ab. Bei der Atmung ist zwischen der rechten und linken Thoraxhälfte ein Unterschied nicht festzustellen. Beide Lungenspitzen dehnen sich bei der Atmung nicht gut aus.

	Perkussionsbefund		Auskultation
	Lungengrenzen:	Schallverhältnisse:	
Rechte Lunge	Spitze: 4 cm oberhalb d. Clavicula. Hinten oben: 7. Halsw. Hinten unten: 11. Brustw. oberer Rand. Unten vorn: Unterer Rand der 6. Rippe. Außengrenze: 12 cm. Hint. obere Grenze zieht zum 3. Brustwirbeldorn.	Spitze: Schall verkürzt. Hinten oben: desgl. bes. außen, hinabreichend bis Spina scap. Hinten unten: Ein Querfinger oberh. d. unteren Lungengrenze leichte Schallverkürzung. Vorn oben: bis zur 2. R. Schallverkürzung.	Spitze: Etwas rauhes Insp. verlängert. bronch. Exsp. Bis zur 2. Rippe: Etwas sakkadiertes Insp. Hinten oben: lautes scharf verlängertes bronchial. Exspirium. Hinten unten: abgeschw. rauhes Inspir. (Stiche!)

Beilage zu den Seiten 32 und 33.

Kurve Nr. IA zu Fall I.

Mai 1903.

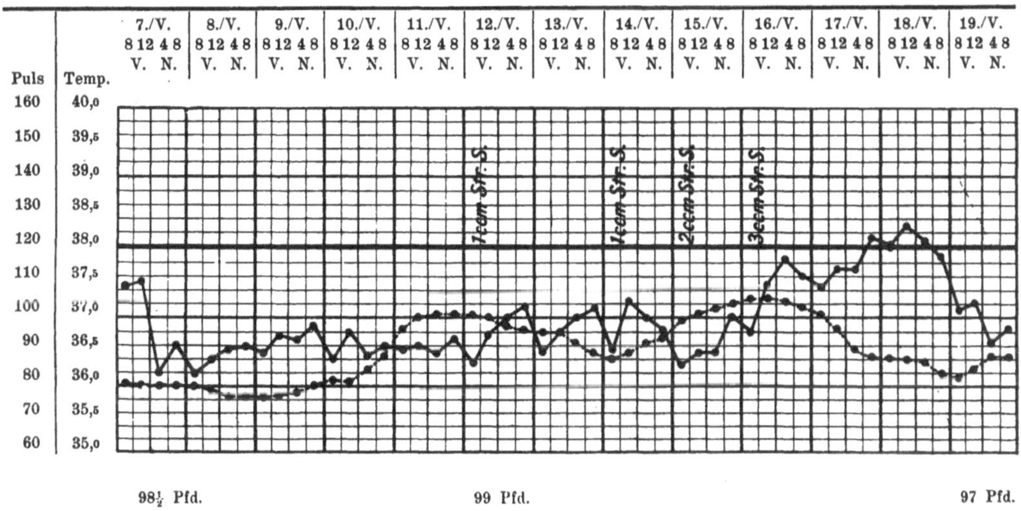

Kurve Nr. IB zu Fall I.

Juli.

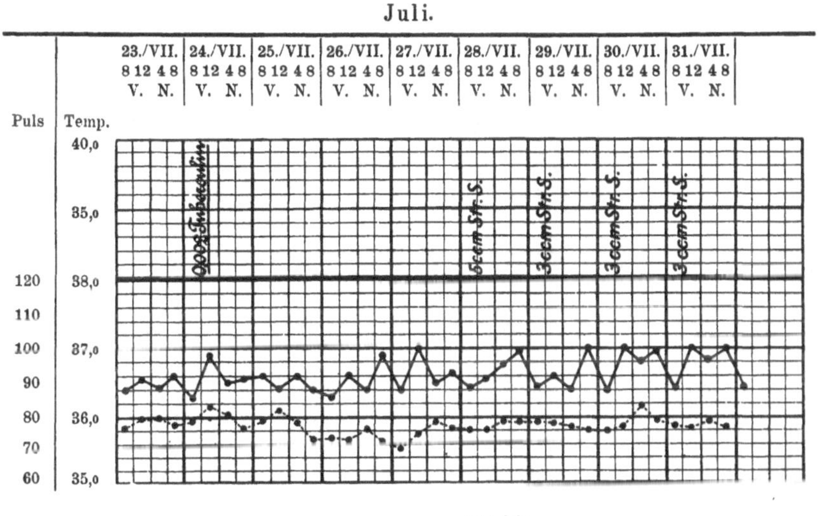

	Perkussionsbefund		Auskultation
	Lungengrenzen:	Schallverhältnisse:	
Linke Lunge	Spitze: 4 cm oberhalb d. Clavicula. Hinten oben: 7. Halsw. Hinten unten: 11. Brustw. unterer Rand. Außengrenze: 12 cm. Hint. obere Grenze: zieht zum 2. Brustwirbeldorn.	Spitze u. links hint. oben: Schall etwas weniger voll, als normal. Vorn: etwas verkürzt bis zur 2. Rippe.	Spitze: unbestimmt., etwas rauhes Insp., etwas verlängertes Exsp. Unter d. Clavicula: sakkadiertes Insp. u. scharfes Vesiculär-Atmen. Weiter abwärts: scharfes Vesiculär-Atmen. Hinten oben: scharfes Inspirium, etwas veräng. Exspirium, sonst überall vesiculäres Atmen.

Husten und Auswurf bestehen nicht.

Gewicht: 98½ Pfund.

Reaktion auf Streptokokkenserum (Dosis 1—5 ccm.)

Kopfschmerzen, Husten und reichlich Auswurf, der vorher gar nicht oder nur wenig vorhanden war. Im Auswurf sehr reichlich Diplokokken und kurze Kettenkokken, zahlreiche Leucocyten. Auftreten bronchitischer Geräusche über beiden Lungenspitzen, besonders hinten rechts oben. (Reaktion: vgl. Kurve I A.)

Schlußbefund: am 1./VIII. 03.

	Perkussionsbefund		Auskultation
	Lungengrenzen:	Schallverhältnisse:	
Rechte Lunge	Spitze: 4½ cm oberhalb der Clavicula. Hinten oben: 7. Halsw. Hinten unten: 11. Brustw. Unten vorn: Unterer Rand der 6. Rippe. Isthmus: 6 cm. Außengrenze: 13 cm.		Über der rechten Spitze rauhes Inspirium. Hinten rechts oben: verlängertes Exspirium.
Linke Lunge	Spitze: 5 cm oberhalb d. Clavicula. Hinten oben: 7. Halsw. Hinten unten: 11. Brustw. Isthmus: 8 cm. Außengrenze: 13½ cm.	Der Schall ist über der rechten Spitze und hinten rechts oben noch wenig verkürzt, im übrigen auf beiden Lungen normale Verhältnisse.	Atmungsgeräusch überall vesiculär.

Gewicht. 110½ Pfund.

Am 24./VII. Keine Reaktion auf Tuberkulin Kochii 0,002. (Vgl. Kurve IB).

Am 1./VIII. als geheilt entlassen. Seit dieser Zeit als Dienstmädchen in Stellung.

Fall II (Stadium I—II).

TB. —.

Anna J., 16jähriges Mädchen.

(Hierzu Kurve II.)

Anamnese.

Heredität: Mutter und Geschwister gesund, Vater geisteskrank.

Kinderkrankheiten: Öfters Halsschmerzen, Masern.

Spätere Krankheiten: Häufig Halsentzündung.; seit dem 14. Jahre bleichsüchtig.

Jetzige Erkrankung: Etwa seit einem halben Jahr fühlt sich Pat. dauernd etwas matt und bemerkte auch, daß sie nachts schwitzte. Husten und Auswurf hat sie nicht gehabt. Seit 1. Mai ist sie in Stellung und hatte dort schwer zu arbeiten. Sie konnte die Arbeit nicht leisten und fühlte sich am 7. Mai außerordentlich matt, nachdem sie die Nacht vorher stark geschwitzt hatte. Gleichzeitig spürte sie besonders in der linken Seite starke Stiche, die beim Atmen stärker wurden. Sie hatte außerdem Brustbeklemmungen, Kopfschmerzen und Husten. Trotzdem tat sie ihre Arbeit, so gut sie konnte, mußte sich aber am Sonntag, den 10. Mai 03, als sie zum Besuch bei ihrer Mutter war, dort ins Bett legen, da sie sich so elend fühlte. Sie will auch Fieber an diesem Tage gehabt haben. Auch der Husten soll stärker gewesen sein, doch hatte sie keinen Auswurf. Der hinzugezogene Arzt stellte einen Lungenspitzenkatarrh fest, ferner sollte Pat. an Blutarmut, Nervenschwäche und einem Herzleiden erkrankt sein.

Anfangsbefund.

Thorax: Lang und schmal; die beiden Supra- und Infraclaviculargruben sind vertieft, doch scheinen die linken etwas mehr vertieft zu sein, als die rechten. Die Intercostalräume sind mäßig breit.

	Perkussionsbefund		Auskultation
	Lungengrenzen:	Schallverhältnisse:	
Rechte Lunge	Spitze: 2½ Querfing. oberhalb der Clavicula. Vorn unten: Oberer Rand der 6. Rippe. Hinten oben: 7. Halsw. Hinten unten: 11. Brustw. gut verschieblich.	Spitze: Schall etwas verkürzt bis zur 3. Rippe. Hinten oben: Schall verkürzt bis zur Spina.	Spitze: Abgeschwächtes Insp., unter der Clavic. bronchiales Insp. Von der 3. Rippe abwärts vesiculäres Atmen. Hinten oben: verlängertes bronchiales Exsp. Hinten unten: Inspirium schwächer als links.
Linke Lunge	Spitze: 1½ Querfing. oberhalb der Clavicula. Hinten oben: 1. Brustw. Hinten unten: 11. Brustw. gut verschieblich.	Spitze: Schall tympanit. Vorn: Schall verkürzt in die Herzdämpfung übergehend. Hinten oben: Schall gedämpft bis fast zur Mitte der scapula.	Spitze: Unbest. sehr abgeschwächtes Insp., besonders beim Exspirium vereinzelt. Rasselger. Unter d. Clav.: abgeschw. unbestimmtes Insp. Hinten oben: Etwas unbestimmtes Insp.

Beilage zu den Seiten 34 und 35.

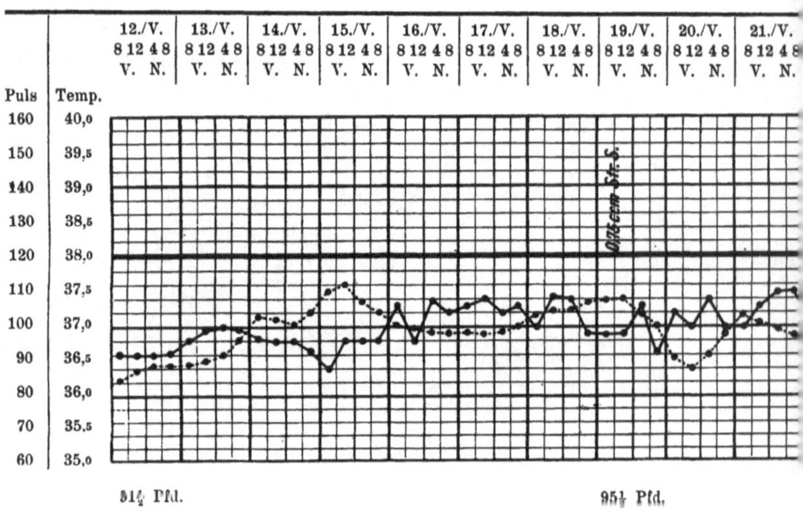

Kurve

Mai u

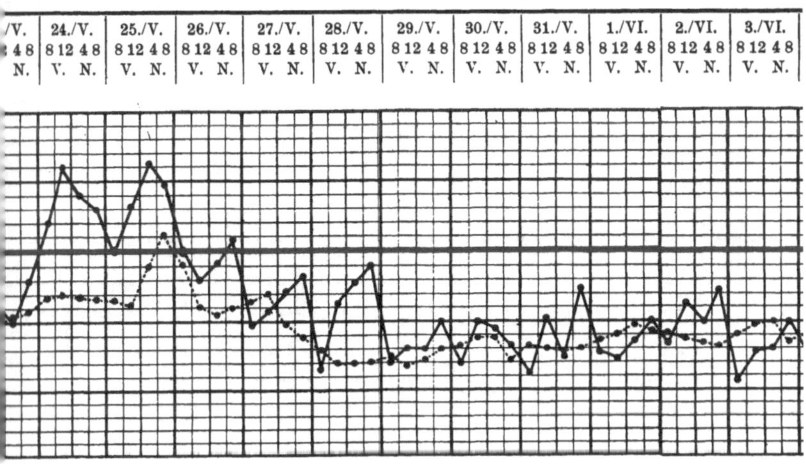

97½ Pfd.

II zu Fall II.

nd Juni 1903.

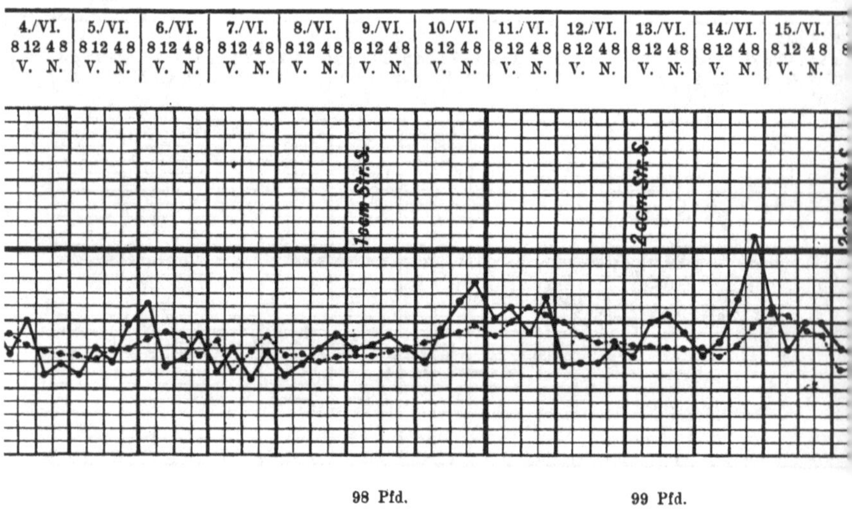

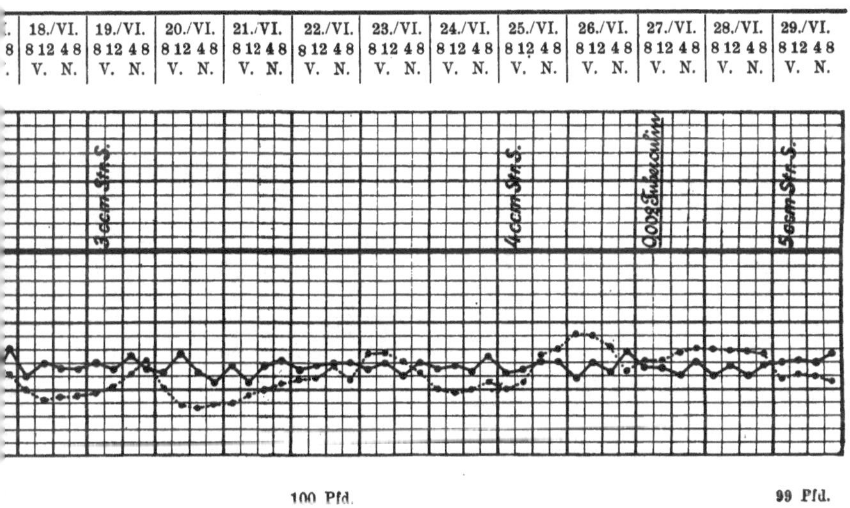
18./VI.
19./VI.
20./VI.
21./VI.
22./VI.
23./VI.
24./VI.
25./VI.
26./VI.
27./VI.
28./VI.
29./VI.
8 12 4 8
V. N.
100 Pfd.
99 Pfd.

Husten: meist nachts.
Auswurf: Spärlich, mehr schleimig als eitrig, nicht geballt.
Gewicht: 91½ Pfund.
Reaktion auf Streptokokkenserum (Dos. 0,75—5,0). Kopfschmerzen, Übelkeit, Appetitlosigkeit, Stiche und Fieber. Auftreten vermehrter Rasselgeräusche. Geringe Zunahme des Hustens. (Vgl. Kurve II.)

Schlußbefund am 30./VI. 03.

	Perkussionsbefund		Auskultation
	Lungengrenzen:	Schallverhältnisse:	
Rechte Lunge	Befund	Eine Schallverkürzung ist nicht mehr nachweisbar.	Über der Spitze: etwas unbestimmtes Inspir. Hinten oben: rauhes Inspirium.
	wie		
Linke Lunge	früher.	Über der linken Spitze u. vorn bis zur 2. Rippe: Geringe Schallverkürz. Hinten oben: bis zur Spina ebenfalls.	Spitze: Rauhes, unbest. Inspirium, desgl. hinten links oben.

Kein Husten.
Kein Auswurf.
Gewicht 99 Pfund.
Am 27./VI. auf Tuberkulin 0,002 keine Reaktion. (Vgl. Kurve II.)
Am 30./VI. als geheilt entlassen.
Seit dieser Zeit ist Pat. als Dienstmädchen in Stellung und bei völligem Wohlbefinden.

Fall III (Stadium I).

TB. —.

25jähriges Mädchen. Aufgenommen am 11./VI. 03.

Hereditär nichts Besonderes.
Elf Geschwister gestorben, meist in jungem Alter.
Ein Bruder lebt und ist gesund.
Menses seit dem 14. Jahre sehr spärlich und oft unregelmäßig.
Kinderkrankheiten: Masern, Diphtherie.
In den letzten drei Jahren war Pat. stets bleichsüchtig, matt und fühlte sich bei Ausübung ihrer Beschäftigung stets angegriffen.

Am 11. Mai erkrankte Pat. nach einer Erkältung an Rippenfellentzündung. Nach achttägiger Bettruhe besserte sich unter Behandlung mit Umschlägen der Zustand, doch hatte sie immer noch Schmerzen in der Brust und im Rücken, hustete, hatte morgens Auswurf. Bei dem Versuch, ihre Beschäftigung in einem Papiergeschäft wieder aufzunehmen, fühlte sie sich immer elender, magerte ab, hatte keinen Appetit, schwitzte bei kleinen Anstrengungen, schwitzte auch nachts häufig, litt an Atemnot, Herzklopfen und beständiger Müdigkeit.

Befund: Mittelgroße, mäßig kräftig gebaute Person von leidlich gutem Ernährungszustand und blasser Färbung des Gesichts und der sichtbaren Schleimhäute. Fast über die ganze Brust und den Rücken ausgedehnte Pithyriasis versiculor.

Anfangsbefund.

Thorax: gut gewölbt.

	Perkussionsbefund		Auskultation
	Lungengrenzen:	Schallverhältnisse:	
Rechte Lunge	Spitze: 4 cm oberhalb d. Clavicula. Isthmus; 5 cm. Außengrenze: 12,5 cm. Rechte Spitze zieht hinten zum 3. Brustwirbel. Hinten untere Grenze: 12. Brustwirbel. Vordere untere Grenze: 5. J. C. R.	Rechts oben: Schall verkürzt. Rechts hinten oben: bis zur Spina Schall verkürzt.	Rechts oben: rauhes Inspirium. Rechts vorn bis 2. Rippe Inspirium sakkadiert, Exspirium etwas verlängert und hauchend. Rechts hint. oben: rauhes Inspirium. Hinten unten rechts: abgeschwächtes Insp., im Vergl. zur link. Seite.
Linke Lunge	Spitze: 5 cm oberhalb d. Clavicula. Isthmus: 6 cm. Außengrenze: 13 cm. Linke Spitze zieht hinten zum 2. Brustwirbeldorn. Hintere untere Grenze: 12. Brustwirbel.	Links hinten oben: bis zur Spina Schall leicht verkürzt.	Links oben: rauhes, abgeschwächtes Inspir. Links hinten oben: crepitierendes Rasseln, besonders beim Exspirium.

Husten: wenig, besonders abends.

Auswurf: gering, schleimig, zäh, zuweilen mit etwas Blut vermischt. Keine Tuberkelbazillen. Reichlich Diplokokken und kurze Streptokokken.

Gewicht: 125 Pfund.

Reaktion auf Streptokokkenserum (Dosis 1—5 ccm). Leichte Temperaturerhöhung (bis um 0,5 C). Kopfschmerzen, Stiche in der linken Seite.

Schlußbefund am 30./VI. 03.

	Perkussionsbefund		Auskultation
	Lungengrenzen:	Schallverhältnisse:	
Rechte Lunge	Spitze: 4,5 cm oberhalb der Clavicula. Isthmus: 6,0 cm. Obere Lungengrenze zieht rechts zum 3. Brustw.	Rechts oben: Schall etwas verkürzt. Desgl. rechts hinten oben bis zur Spina.	Rechts oben: rauhes Inspirium, etwas verläng. Exspirium, desgl. rechts hinten oben. Rechts vorn: bis zur 2. Rippe Inspirium etwas sakkadiert. Rechts hinten unten: Inspirium etwas sakkad.
Linke Lunge	Spitze: 5 cm oberhalb d. Clavicula. Isthmus: 6,5 cm. Obere Lungengrenze zieht zum 2. Brustwirbeldorn.	Nichts krankhaftes.	Links oben: etwas abgeschwächtes Inspirium. Links hinten unten: Inspirium etwas sakkad.

Gewicht am 3./VII.: 130 Pfund.
Allgemeinbefinden gut.
Verläßt häuslicher Verhältnisse wegen als gebessert das Krankenhaus.

Fall IV (Stadium I).

TB. —.

12jähriges Mädchen.

(Hierzu Kurve III).

Anamnese.

Hereditat: Pat. ist Waise und vermag über Erkrankungen der Eltern usw. nichts anzugeben.

Jetzige Krankheit: Seit dem 27. Januar 1903 ist Pat. mit Husten, Kopfschmerzen und Fieber erkrankt und wird, da der Zustand sich nicht bessert, am 15. Februar in die Charité aufgenommen.

Befund: kleine dürftig genährte Pat. mit grazilem Knochenbau und schlaffer Muskulatur, Fettpolster sehr gering.

Gesicht: schlecht genährt, blaß.

Haut: blaß.

Drüsenschwellungen: Die Cervicaldrüsen sind bis zu beiden Schlüsselbeinen herab bis zu Erbsengröße und darüber geschwollen.

Thorax: mäßig gewölbt, Supraclaviculargruben nur wenig vertieft.

Anfangsbefund.

	Perkussionsbefund		Auskultation
	Lungengrenzen:	Schallverhältnisse:	
Rechte Lunge	Rechte Spitze: 2 Querfing. oberhalb der Clavicula. R. vorn unten: 6. Rippe. R. hinten oben: 7. Halsw. R. hinten unten: 10. Brustwirbel.	Rechts hinten oben: Schall etwas verkürzt.	Rechte Spitze: schwaches Vesiculäratmen. Rechts hinten oben: vereinzelt. Rasselgeräusche, rauhes Atmen. Intercapularraum beim Exspirium Knarren. Rechts hinten unten: unbestimmtes Atmen, etwas Knarren beim Exspirium.
Linke Lunge	Ders. Befund wie rechts.	Nirgends Verkürzung oder Dämpfung.	Linke Spitze: abgeschw. Vesiculäratmen. Links hinten oben: verlängertes Exspirium, vereinzelte knackende Geräusche. Links hinten unten: bes. beim Exsp. vereinzelte knackende Geräusche. Im Intercapularraum: Knarren.

Kurve III zu Fall IV.
Mai 1903.

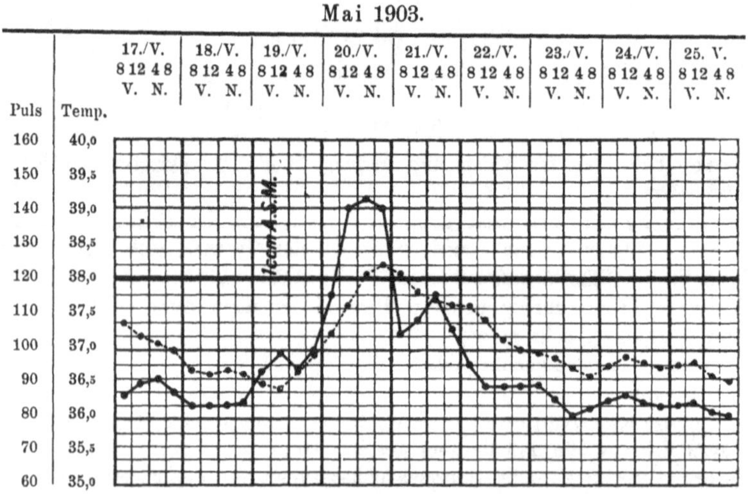

Husten }
Auswurf } bestehen z. Zt. nicht. (Vom 20./II. ab Husten.)

Gewicht: 51 Pfund.

Pat. zeigt vom 15. Februar bis 8. März ein intermittierendes Fieber ohne deutliche Lokalsymptome, abgesehen von bronchitischen Geräuschen, welche in der ersten Zeit an verschiedenen Stellen der Lunge hörbar sind.

Da nach Nachlaß des Fiebers die Lungenerscheinungen bestehen bleiben, wird die Serumbehandlung eingeleitet.

Reaktion auf Streptokokkenserum (Dosis $\frac{1}{2}$—1,5 ccm, im ganzen 6.25 ccm). Kopfschmerzen, Husten, Temperaturanstieg um 1—2° C.

Zunahme der bronchitischen Geräusche. (Vgl. Kurve III.)

Schlußbefund.

Am Halse und Nacken entang bis zur Clavicula sind noch kleine Drüsen, von Hirsekorn- bis Erbsengröße fühlbar, jedoch durchweg erheblich verkleinert gegen früher.

Thorax: rechte Infraclaviculargrube etwas vertiefter als die linke. Die rechte Spitze dehnt sich nicht so gut aus wie die linke.

	Perkussionsbefund		Auskultation
	Lungengrenzen:	Schallverhältnisse:	
Rechte Lunge	Rechte Spitze: 4 cm oberhalb der Clavicula. Isthmus: 5 cm. Außengrenze: 10,5 cm. Rechts hinten oben: $\frac{1}{2}$ cm unt. dem 7. Halswirbel. Die obere Grenze d. Lunge zieht zum 3. Brustwirbeldorn.	Über der rechten Spitze noch Schallabschwäch. Hinten oben, außen und vorn oben bis zur 2. Rippe etwas gedämpft.	Rechts unt. hinten: Atemgeräusch abgeschwächt. Rechts oben hinten: Exspirium laut bronchial. Rechts vorn ob.: schwach Ves. Atmen. Nirgends Rasseln.
Linke Lunge	Linke Spitze: 5 cm oberhalb der Clavicula, Isthmus: 6 cm. Außengrenze: 10,5 cm. Die obere Lunge zieht z. 3. Brustwirbeldorn.	Links überall voller Schall.	Links überall ves. Atmen.

Husten }
Auswurf } bestehen nicht

Gewicht: 64 Pfund, Pat. hat 13 Pfund zugenommen.

30./V.: Pat. wird als geheilt entlassen.

Fall V (Stadium I).

Hedwig K., 22jähriges Mädchen.
(Hierzu Kurve IV.)

Anamnese.

Heredität: Mutter lebt und ist gesund. Vater †. Todesursache unbekannt.
Kinderkrankheiten: Frieseln.
Spätere Erkrankungen: Pat. ist immer gesund gewesen.

Kurve IV zu Fall V.
März 1903.

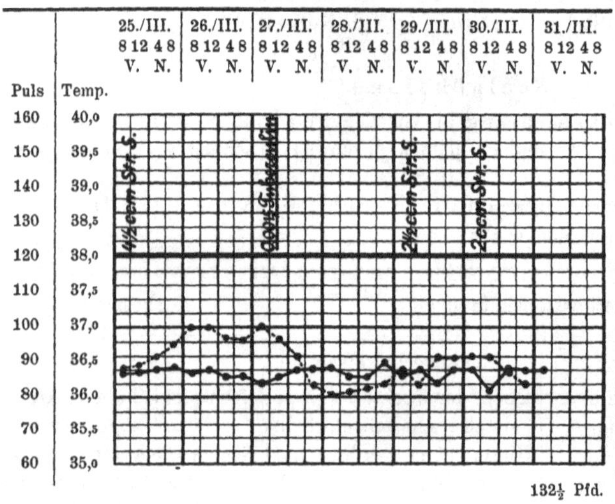

Jetzige Erkrankung: Am 30. November 1902 erkrankte Pat. an Influenza, mußte 14 Tage das Bett hüten. Nach 14tägigem Wohlbefinden erkrankte Pat. kurz nach Neujahr 1903 an Halsentzündung und mußte deswegen ca. 8 Tage das Zimmer hüten. Vom 10. bis 25. Jan. fühlte sich Pat. wieder einigermaßen wohl. Am 25. Jan. früh empfand sie heftige Stiche in der rechten Seite und hatte Husten mit gelblichem Auswurf, sowie Kopfschmerz und Fieber und Nachtschweiße. Als Ursache gibt sie Erkältung an; in der darauffolgenden Nacht erbrach sie; Einpackungen und Schwitzen halfen nicht viel, sodaß der hinzugezogene Arzt die Aufnahme in ein Krankenhaus anordnete.

Anfangsbefund.

Thorax: Flach, wenig gewölbt; Supra- und Infraclaviculargruben vertieft, besonders rechts. Zwischenrippenräume erkennbar.

	Perkussionsbefund		Auskultation
	Lungengrenzen:	Schallverhältnisse:	
Rechte Lunge	Spitze: 1½ Querfinger üb. der Clavicula. Hinten oben: 1. Brustw. Hinten unten: 11. Brustw. Außengrenze: 14 cm.	Spitze: gedämpfter, tymp. Schall. Hinten oben: gedämpfter Schall bis zur Spina. Vorn oben: bis z. 3. Rippe Schallverkürzung.	Vorn bis zur 3. Rippe sakkadiertes Atmen u. mäßig reichliche feuchte Rasselgeräusche. Hinten oben: Rauhes, unbestimmtes Inspirium, im Interscapularraum etwas Knarren. Hinten unten: Etwas abgeschwächtes vesiculäres Atmen.

	Perkussionsbefund		Auskultation
	Lungengrenzen:	Schallverhältnisse:	
Linke Lunge	Spitze: 2 Querfinger über der Clavicula. Hinten oben: 7. Halsw. Hinten unten: 11. Brustw. Außengrenze: 14 cm.	Spitze: gedämpfter, tymp. Schall. Vorn: bis zur 2. Rippe verkürzter Schall. Hint. unt.: eine 1½ Querfinger breite Schallverkürzung.	Vorn: Scharf vesiculäres Atmen, unter der Clav. etwas sakkadiert bis z. 3. Rippe. Hinten oben: verlängertes Exspirium. Hinten unten: vesiculäres Atmen.

Husten: gering.

Auswurf: geballt, eitrig, enthält vereinzelte elastische Fasern, sehr reichlich Streptokokken und Diplokokken. T. B. —

Gewicht: 118 Pfund.

Reaktion auf Streptokokkenserum (Dos. 1—4,5 ccm) im ganzen 32 ccm). Etwas Mattigkeit, geringer Temperaturanstieg 0,5—0,8^0 C.; anfängliche Zunahme der Rasselgeräusche. Stiche auf der Brust.

Schlußbefund am 31./III. 03.

Thorax: Rechte Supraclaviculargrube etwas flacher als linke.

	Perkussionsbefund		Auskultation
	Lungengrenzen:	Schallverhältnisse:	
Rechte Lunge	Spitze: 2 Querfinger oberhalb der Clavicula. Hinten oben: 7. Halsw. Hinten unten: 11. Brustw. Isthmus: 6½ cm. Obere Lungengrenze etwas weniger verschieblich, als links, zieht zum 3. Brustwirbeldorn.	Spitze: Schall etwas kürzer und höher, als links, besonders hinten oben außen etwas verkürzt. Vorn: nirgends Dämpfung.	Spitze: etwas verlängertes Exspirium. Vorn: vesiculäres Atmen. In der Seite: rauhes Inspirium. Hinten oben: rauhes Inspirium.
Linke Lunge	Spitze: 2½ Querfing. oberhalb der Clavicula. Hinten oben: 7. Halsw. Obere Lungengrenze zieht zum 2. Brustwirbeldorn. Isthmus: 7½ cm. Hinten unten: 11. Brustw. Unt. Lungengrenze besser verschieblich, als rechts.	Vorn: nirgends Dämpfung.	Spitze: Rauhes Inspirium. Vorn: vesiculäres Atmen. In der Seite: rauhes Inspirium. Hinten oben: rauhes Inspirium, sonst überall vesiculäres Atmen.

Husten: } fehlen.
Auswurf: }

Gewicht: 132½ Pfund.

Auf Tuberkulin 0,0015 g erfolgt keine Reaktion, abgesehen von leichtem Mattigkeitsgefühl. (Vgl. Kurve IV.)

31./III. 03. Pat. wird geheilt entlassen.

Vorstellung am 12./IV.: Befund wie vorher.

Röntgenuntersuchung: die Lungenspitzen erscheinen nicht ganz so hell wie bei normalen Lungen.

Pat. zieht dann nach außerhalb. Weiteres Schicksal unbekannt.

Fall VI (Stadium I—II).

Anna Z., 17jährige Arbeiterin,
aufgenommen am 2. VI. 1903.
(Hierzu Kurve V.)

Anamnese.

Heredität: Vater † an Lungenentzündung, war lange Zeit vorher lungenleidend. Eine Schwester lungenleidend, hat öfter Lungenentzündung überstanden. Mutter seit 7 Jahren nierenleidend. Ein Bruder hat vor vielen Jahren Gelenkrheumatismus gehabt.

Frühere Krankheiten: 3 mal Lungenentzündung im Alter von 8, 10 u. 12 Jahren.

Jetzige Erkrankung: Pat. leidet seit 2 Jahren an Husten mit Auswurf. Seit Juli 1902 hat sie Stiche in der linken Brustseite. Vom Mai 1903 an sind Husten, Auswurf und Stiche stärker aufgetreten.

Kurve V zu Fall VI.
Juni 1903.

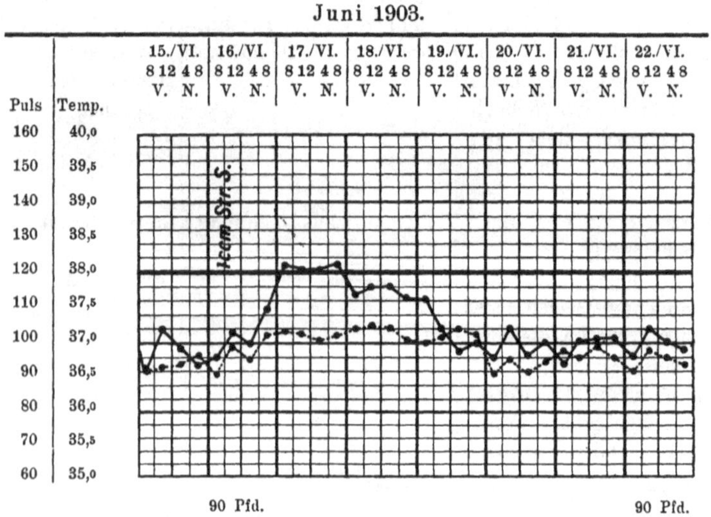

Röntgendurchleuchtung.

Bei der Durchleuchtung von hinten nach vorn hellen sich die Spitzen nicht so auf, wie in der Norm. Auch bei tiefer Inspiration bleiben beide Spitzen dunkler, als normal.

Anfangsbefund.

Thorax: Supra und Infraclaviculargruben mäßig vertieft.

	Perkussionsbefund		Auskultation
	Lungengrenzen:	Schallverhältnisse:	
Rechte Lunge	Rechts oben: 4 cm oberhalb der Clavicula. Rechts hinten: 1. Brustwirbel. Isthmus 5½ cm. Außengrenze: 11½ cm. Hinten unten: 11. Brustwirbel.	Rechts oben: Schall stark verkürzt. Rechts hinten oben: Schall verkürzt bis zum 1. Drittel der Scapula. Rechts hint. unt.: 3 Querfingerbreite Zone mit stark gedämpft. Schall. Rechte untere Lungengrenze wenig verschieblich.	Rechts oben: unbestimmtes Inspirium, etwas verlängertes Exspirium. Rechts vorn: bis z. 2. Rippe abgeschwächtes Atmen. Rechts hinten oben: abgeschwächtes Inspirium. etwas Schnurren und Giemen. Rechts unt.: scharfes. etw. sakkadiertes Inspirium.
Linke Lunge	Links oben: 4 cm oberh. der Clavicula. Hinten oben: 7. Halsw. Isthmus: 6½ cm. Außengrenze: 12½ cm. Hinten unten: 11. Brustwirbel.	Links oben: Schall etwas höher als normal. Links hinten oben: Schall verkürzt bis zur Spina scapulae.	Links oben: scharfes Inspirium. Links vorn: bis 3. Rippe unter der Clavicula unbestimmtes, etwas sakkadiertes Inspirium. Links hinten oben: unbestimmtes rauh. Inspir.. hauchendes Exspirium.

Husten besteht in geringem Maße.

Sputum: mäßig reichlich, eitrig.

T. B. –, sehr zahlreiche Kokken.

Gewicht: 90 Pfd.

Röntgenuntersuchung: bei der Durchleuchtung von hinten nach vorn hellen sich die Spitzen nicht so auf, wie in der Norm. Auch bei tiefer Inspiration bleiben beide Spitzen dunkler als normal.

Reaktion auf Tuberculin 0,001. Temperaturanstieg 9./VI. 1903 um 0.5° C. Kopfschmerzen, Mattigkeit, Brechneigung.

Reaktion auf Streptokokkenserum (Dosis 1–2 ccm). Fieberbewegungen bis zu 38° C. Husten und Auswurf, Kopfschmerzen. Stiche auf der Brust. Zunahme der Rasselgeräusche.

Befund am 21./VII. 1903.

	Perkussionsbefund		Auskultation
	Lungengrenzen:	Schallverhältnisse:	
Rechte Lunge	Spitze: 4 cm oberhalb der Clavicula. Hinten oben: 1. Brustwirbel. Hinten unten: 12. Brustwirbel, wenig verschieblich. Isthmus: 5½ cm. Außengrenze: 11½ cm.	Spitze: stark verkürzt. Hint. ob.: bis z. Spina stark verkürzt; vom Angulus abwärts abgeschwächt. Vorn oben: bis zur 2. Rippe etwas verkürzt.	Über der Spitze: etwas abgeschwächtes Inspirium, hauchendes verlängertes Exsp., etwas tiefer: verlängertes Exspirium. Hinten oben: unbestimmtes Inspirium; lautes bronchial. Exspirium. Außen: einzelne schnurrende Geräusche beim Inspirium, auch über dem Interscapularraum. Über dem Unterlappen bronchoversiculäres Inspirium, etwas crepitierendes Rasseln am Ende des Inspiriums.
Linke Lunge	Spitze: 5½ cm oberhalb der Clavicula. Hinten oben: 7. Halsw. Isthmus: fast 7 cm. Außengrenze: 13 cm.	Spitze: wenig verkürzt. Ebenso hinten oben.	Spitze: scharfes Inspirium. unter d. Clavicula leicht sakkadiertes Inspirium, von der 3. Rippe vesiculäres Atmen. Hinten ob.: rauhes, scharfes Inspirium; etwas verlängertes Exspirium. Über Interscapularraum u. Unterlappen scharfes Inspirium.

Am 22./VIII. 1903 als gebessert entlassen.
Gewicht: 95 Pfd.
Lungenbefund wie am 21./VII. 1903. Röntgenuntersuchung nicht ausgeführt.

Fall VII (Stadium I—II).

Margarete Ph., 21 Jahre alt.
(Hierzu Kurve VI A—D.)

Anamnese.

Heredität: Vater † an Kehlkopfschwindsucht, Mutter † an Lungenschwindsucht. Vier Geschwister im Alter von 17—24 Jahren leben und sollen gesund sein.

In der Kindheit hatte Pat. wiederholt am Halse und unter dem rechten Arm Drüsenschwellungen, welche operative Eingriffe erforderten.

Im Sommer 1901 angeblich Lungenentzündung.

Schon seit dem 13. Lebensjahr hat sie allmählich sich steigernde, besonders nachts auftretende Atembeschwerden bemerkt, ferner Husten mit etwas Auswurf, sowie Nachtschweiße.

Seit vier Jahren leidet sie viel an Stichen in der linken Brust. Im Mai 1901 trat nach einer großen Anstrengung eine Schwellung des rechten Fußgelenkes ein. Dieselbe ging auf Umschläge nicht zurück. Nach einigen Wochen brach sie an verschiedenen Stellen auf, und es entleerte sich ein schmutzig brauner Eiter. Die Wunden eiterten längere Zeit und schlossen sich nach einigen Monaten.

Am 21./IX. 1901 ließ sich Pat. in die Charité wegen ihres Lungenleidens aufnehmen.

Pat. ist seit dieser Zeit dauernd in meiner Beobachtung.

Status vom September 1901. Pat. ist mittelgroß, mäßig kräftig, leidlich gut genährt. Anfangsgewicht 93½ Pfd., welches sich in den ersten 8 Tagen auf 97 Pfd. erhebt.

Befund der Lungen: Thorax gut gebaut.

Beide Supraclaviculargruben mäßig vertieft.

Lungenspitze steht rechts 1½, links 2 Querfinger breit über der Clavicula. Hinten oben beiderseits in Höhe des 7. Halswirbels. Außengrenze hinten beiderseits gleichweit von der Mittellinie entfernt.

Hinten unten beiderseits 11. Brustwirbel.

Vorn unten rechts: 6. Rippe.

Perkussionschall über der rechten Spitze, vorn bis zur 2. Rippe und hinten bis zur Spina scapulae gedämpft und höher als links.

Atmungsgeräusch. Über der rechten Spitze verschärftes Inspirium, verlängertes Exspirium, besonders hinten rechts oben.

Über der linken Spitze verschärftes Vesiculäratmen. Unter der Clavicula beiderseits sakkadiertes Inspirium.

Hinten oben rechts: schnurrende Geräusche.

Auswurf: schleimig eitrig, keine Tuberkelbazillen.

Reaktion auf Tuberkulin 1 mg: Kopfschmerz, allgemeine Mattigkeit, Schmerzhaftigkeit der Halsdrüsen. Anstieg der Temperatur um 0,5° C.

Therapie und Krankheitsverlauf. Vom 24./IX.—9./X. 1901 Guajacolcarbonat dreimal täglich 0,5. Keine Besserung. Gewichtsabnahme auf 96 Pfund.

Vom 10./X.—29./X. Subkutane Injektionen von Acid. cacodyl.

Keine wesentliche Besserung. Gewicht 97 Pfund.

Bei der Kranken treten Temperatursteigerungen auf, sodaß die Abendtemperatur in der Regel 37,6—38° C. erreicht.

Vom 27./X.—7./XI. Liqu. ferr. album Drees. dreimal täglich 1 Theelöffel.

Gewicht 95 Pfund. Dauernde abendliche Temperaturerhebungen.

Vom 7./XI.—31./XII. Hetolbehandlung. Allmählicher Anstieg von 1 mg auf 25 mg.

Gewicht steigt auf 98½ Pfund.

Lungenbefund unverändert. Allgemeinbefinden etwas gebessert. Abendliche Temperaturerhebung unverändert.

Anfang Januar 1902. Einleitung der Kochschen T.R.-Behandlung. Allmählicher Anstieg der Einspritzungen von 0,005 mg bis auf 1 mg.

Das Gewicht, welches anfangs geringer wird, nimmt allmählich bis auf 103½ Pfd. zu. Die abendlichen Temperaturerhebungen werden geringere, erreichen höchstens 37,4—37,5° C.

Am 15. Mai wird die T.R.-Behandlung ausgesetzt.

Am 5. Juni wird Pat. gebessert in die Lungenheilstätte entlassen.

Sie fühlt sich noch sehr matt, hat viel Husten, wenig Auswurf.

Der Lungenbefund ist nicht verändert.

Gewicht 103 Pfund.

Den Temperaturverlauf am Ende dieser Behandlungsperiode zeigt Kurve VI C.

Vom 3. Juni 1902 an war Pat. 5 Wochen in der Lungenheilstätte zu Blankenfelde.

Ihre Beschwerden bestanden dort in starkem Husten, Stichen besonders in der linken Brust und nächtlichen Schweißen. Sie wurde mit Liegekur, Lebertran, Codein- und Morphiumtropfen behandelt.

Wegen Zunahme des Hustens und dauernder Fieberbewegungen wurde sie als ungeeignet für die Lungenheilstättenbehandlung entlassen.

Nachdem sie denn 2 Monate bei ihrer Tante gelebt hatte, suchte sie am 9. September 1902 wieder die Charité auf.

Ihr Gewicht betrug 105 Pfund, der Allgemeinzustand war leidlich.

Es bestand sehr starker Husten, besonders nachts. Pat. hatte keinen Appetit.

Ihr Gewicht sank in den ersten 8 Tagen ihres Krankenhausaufenthalts bei mäßigen Fieberbewegungen bis 37,8° C. auf 101 Pfund.

Den Temperaturverlauf zeigt Kurve VI A.

Beginn der Streptokokkenserumbehandlung am 26./IX. 1902.

Lungenbefund.

	Perkussionsbefund		Auskultation
	Lungengrenzen:	Schallverhältnisse:	
Rechte Lunge	Spitze 1½ Querfinger oberh. der Clavicula, wenig verschieblich. Hinten oben: 1. Brustwirbel. Rechte äußere Grenze: 12 cm von der Mittellinie.	Schall verkürzt bis zur 2. Rippe, über der Spitze und hinten bis zur Spina scapulae.	Rechts ob.: unbestimmtes Inspir, am Ende vereinzelte Rasselgeräusche, verlängertes Exspirium. Rechts vorn: bis zur 3. Rippe unbestimmtes Inspirium, beim Exspirium einzelne Rasselgeräusche. Rechts hinten oben: rauhes Inspirium mit mäßig

Beilage zu den Seiten 45—48.

Kurven zu Fall VII.

Kurve VIA. Temperatur-Verlauf vor der Serumbehandlung.
September 1902.

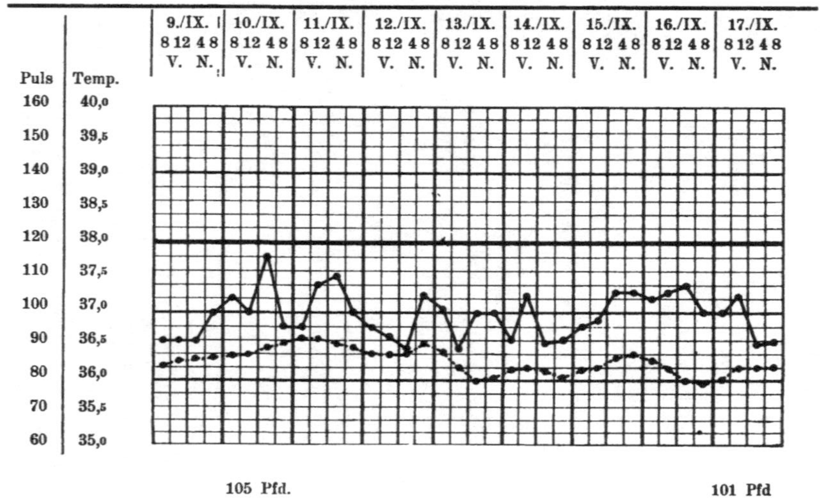

Kurve VIB. Ablauf der Serum-Reaktion.
September 1902.

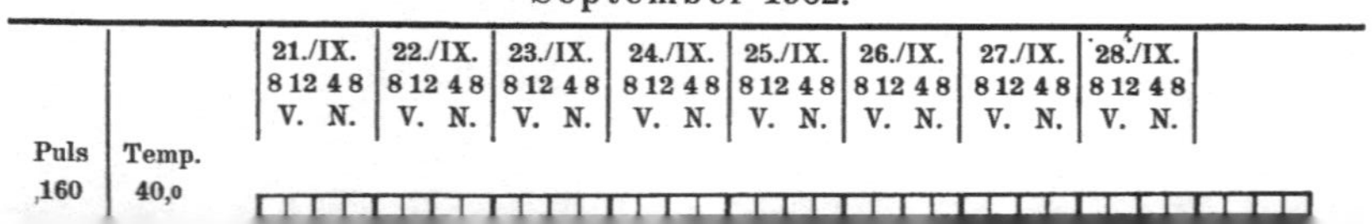

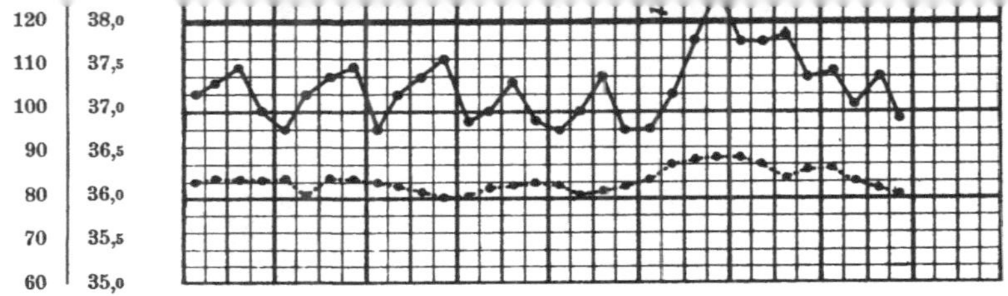

101½ Pfd.

Kurve VIC. Temperatur vom 25./V—5./VI. 1902. (Am Ende der TR.-Behandlung.)

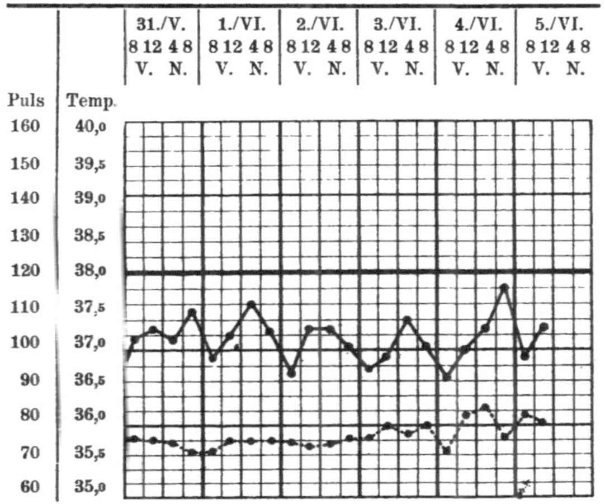

103 Pfd.

Kurve VID. Temperatur-Verlauf am Ende der Serumbehandlung. Anfang Mai 1903.

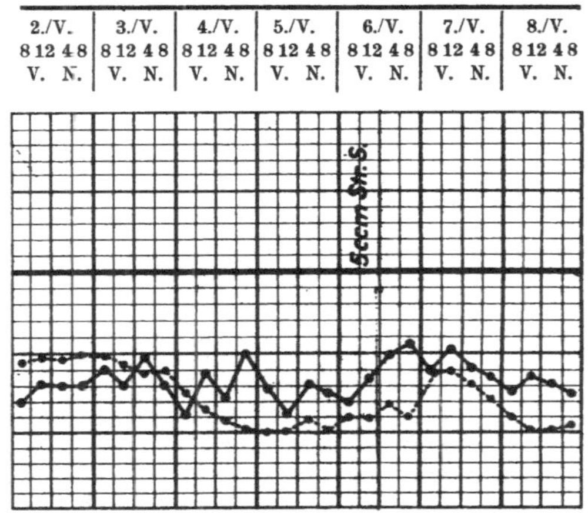

108 Pfd.

	Perkussionsbefund		Auskultation
	Lungengrenzen:	Schallverhältnisse:	
Rechte Lunge			reichlichen Rasselgeräuschen, hauchendes Exspirium. Im Interscapularraum und über d. Unterlappen einzelne feuchte Rasselgeräuche b. Inspirium.
Linke Lunge	Spitze: 2½ Querfinger oberhalb d. Clavicula, besser verschiebl. als d. rechte. Hinten: Höhe des 7. Halswirbels. Außengrenze hint.: 13 cm von der Mittellinie.	Geringe Abschwächung d. Schalles über der Spitze, vorn bis zur 2. Rippe und hinten bis zur Spina scapulae.	Links oben: Unbestimmtes Inspirium mit vereinzelten knackenden Geräuschen, unter der Clavicula bis zur 2. Rippe broncho-vesiculäres Inspirium. Links hinten oben: rauhes Inspirium mit etwas Knacken.

Röntgenuntersuchung (erst am 25./IV. ausgeführt). Beide Spitzen etwas abgedunkelt. Rechts hinten unten wenig gute Aufhellung bei tiefem Atmen.

Gewicht: 101 Pfund.

Husten: besonders nachts stark. Auswurf spärlich.

Reaktion auf Streptokokkenserum (Dosis anfangs 1—3, später bis 5 ccm). Kopfschmerzen, starker Husten, wenig Auswurf, heftige Stiche auf der Brust. Schwellung der Submaxillardrüsen. Fieberbewegungen meist bis 38⁰—39⁰ C. (vergl. Kurve VIB). Massenhafte Ausscheidung von Diplokokken und Streptokokken im Sputum, keine Tuberkelbazillen. Zunahme der Rasselgeräusche an den Spitzen, Auftreten von bronchitischen Geräuschen über den Unterlappen usw.

Verlauf der Behandlung: Die Behandlung ist eine äußerst schwierige, kompliziert durch häufige Durchfälle im Beginn der Behandlung.

Einer anfänglich geringen Gewichtszunahme um 1 Pfund folgt eine Gewichtsabnahme bis auf 99 Pfund (— 3 Pfund).

Etwa von Beginn des Januar 1903 hebt sich der Allgemeinzustand stetig, der Appetit ist dauernd gut. Der Husten wird geringer. Die Erscheinungen auf den Lungen bessern sich. Die Temperatur ist, abgesehen von der unmittelbaren Beeinflussung durch die Reaktion, in der Zwischenzeit dauernd normal.

Am 9./V. 1903 wird Pat. als geheilt entlassen.

Lungenbefund.

Rechte obere Lungenpartie dehnt sich nicht so gut aus als die linke. Die rechte Infraclaviculargrube ist etwas tiefer als die linke.

	Perkussionsbefund		Auskultation
	Lungengrenzen:	Schallverhältnisse:	
Rechte Lunge	Spitze: 3½ cm oberhalb d. Clavicula. Rechts hint. ob.: 7. Halswirbel. Außengrenze: 12 cm. Isthmus: 4½ cm. Die obere Lungengrenze zieht hint. zum 3. Brustwirbeldorn.	Rechts oben: vorn bis zur 2. Rippe und hinten bis z. Spina scapulae Schall deutlich verkürzt gegen links.	Rechts hinten oben: verlängertes hauchendes Exspirium, sonst überall Vesiculäratmen.
Linke Lunge	Spitze: 5 cm oberhalb der Clavicula. Hinten oben: 7. Halswirbel, zieht zum 2. Brustwirbeldorn. Außengrenze: 13 cm. Isthmus: 7 cm.	Keine deutl. Abweichung. Vielleicht geringe Verkürzung über der Spitze.	Überall Vesiculäratmen.

Röntgenuntersuchung: Beide Spitzen hellen sich nicht so auf wie in der Norm. Die Lungenpartien unterhalb der Clavicula zeigen gewöhnliche Helligkeit.

Gewicht 108 Pfund.

Auswurf nicht vorhanden.

Husten: bei rauher Witterung besteht noch Hustenreiz.

Temperatur: abends nicht mehr erhöht (vergl. Kurve VI D).

Weitere Beobachtung. Pat. nimmt eine Stelle als Hausmädchen an.

Wiedervorstellung am 7. Juli 1903. Völliges Wohlbefinden.

Lungenbefund wie bei der Entlassung, nirgends Rasselgeräusche.

Gewicht unverändert.

Dieser gute Zustand erfährt bald eine Änderung. Am 15./VII. stellt sich Pat., welche sich nach ihrer Angabe beim „Großreinemachen“ erhitzt und erkältet hat, wieder vor.

Sie hat starken Husten, sieht matt aus und hat 2 Pfd. an Gewicht verloren.

Die Untersuchung der Lungen ergibt rauhes unbestimmtes Inspirium auf beiden Spitzen und rechts hinten oben vereinzelte schnurrende Geräusche. Unter der Clavicula ist rechts das Inspirium wieder deutlich sakkadiert.

Die Streptokokkenserumbehandlung wird ambulatorisch aufs neue eingeleitet.

Fall VIII.

Lucie K., 16 jähriges Mädchen.
(Hierzu Kurve VII A u. VII B.)

Hereditär: Vater leidet an Gelenkrheumatismus, Mutter und die Geschwister sind gesund.

Beilage zu den Seiten 48—51.

Kur

Kurve VII A. Anfängliche Fieberbewegung und Rü

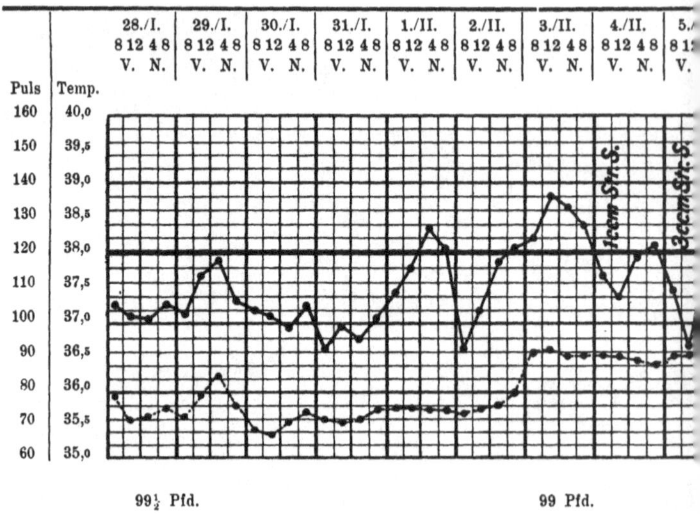

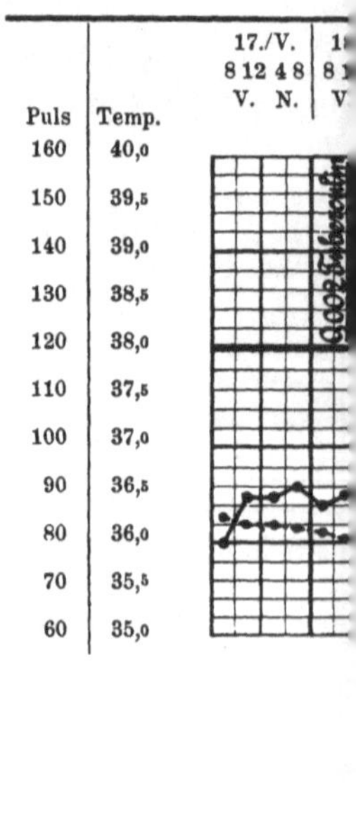

ll VIII.

normalen Temperatur im Verlauf der Serumbehandlung.

903.

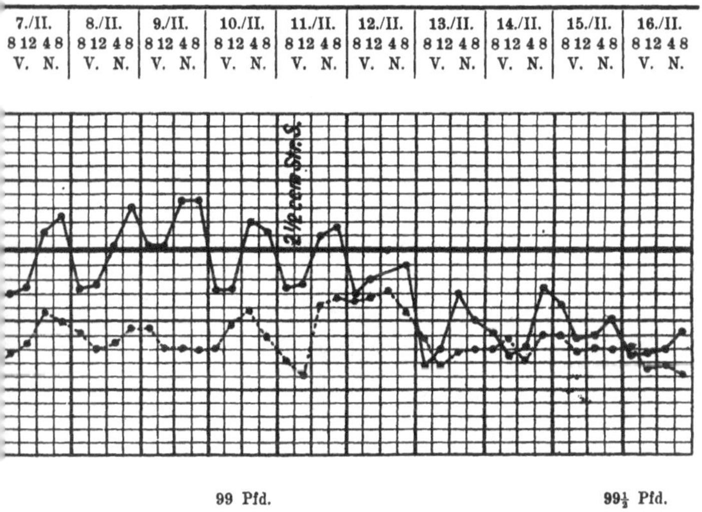

3.

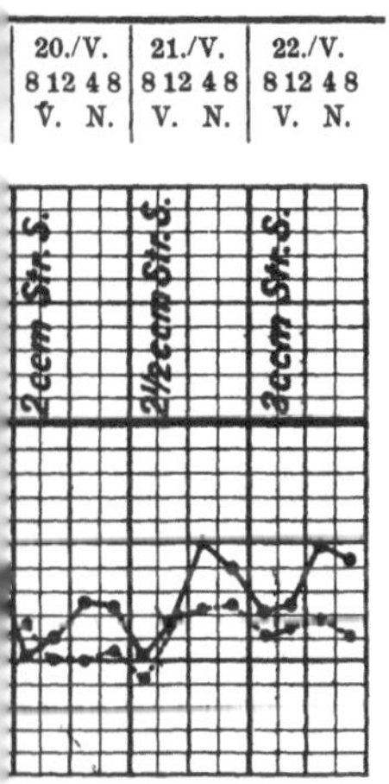

Seit 3½ Jahren leidet Pat. an Husten und Auswurf und hat zuweilen auch Nachtschweiße.

Im September 1900 hatte sie Blutsturz, in demselben Monat Gelenkrheumatismus, der besonders das rechte Fußgelenk befiel. Im Februar 1901 erkrankte sie plötzlich mit Stichen und Schmerzen in der rechten Brustseite unter Schüttelfrost. Sie hatte hellrotes mit Schaum vermischtes Blut im Auswurf und wurde in die Charité aufgenommen. Sie wurde wegen Lungenspitzenkatarrh mit Kreosot behandelt und am 28. April als gebessert in die Heilstätte Blankenfelde entlassen.

Nach 6 wöchentlichem Aufenthalte daselbst war sie wieder im Geschäft tätig, bis sie im Januar 1902 aufs neue mit Husten und Stichen erkrankte. Sie wurde nun von mir mit Injektionen des Kochschen T. R. behandelt und am 19. Juli 1902 als gebessert in die Lungenheilstätte Blankenfelde entlassen, woselbst sie bis zum 22. September verblieb. Ihr Gewicht betrug damals 117 Pfd. In den nächsten Monaten konnte sie wieder ihrer Beschäftigung nachgehen, bis sie Ende Dezember 1902 aufs neue mit Husten und Auswurf und Stichen erkrankte, nachdem sie schon eine Zeitlang sich matt gefühlt und an Gewicht dauernd abgenommen hatte (zirka 20 Pfd.).

Befund am 24./I. 1903.

Pat. ist mittelgroß, sieht schlecht genährt aus. Farbe des Gesichts und der Schleimhäute blaß.

Gewicht 99½ Pfund.

Thorax etwas flach. Supra- und Infraclaviculargruben beiderseits etwas vertieft, rechts mehr als links.

Bei tiefer Atmung wird die r. Supraclaviculargrube weniger ausgefüllt als die linke.

	Perkussionsbefund		Auskultation
	Lungengrenzen:	Schallverhältnisse:	
Rechte Lunge	Spitze: knapp 2 Querfingerbreit oberhalb der Clavicula. Hinten oben: ½ cm unterhalb des 7. Brustwirbels. Außengrenze: 12½ cm. Hinten unten: 11. Brustwirbel.	Rechts oben: Schall verkürzt im Vergleich zur linken Seite. Rechts vorn: bis zur 3. Rippe. Rechts hinten oben: bis zur Spina, besonders außen. Rechts hinten unten: 1½-Querfinger breite Schallabschwächung.	Rechts oben: rauhes abgeschwächtes Inspirium. Rechts vorn: Inspirium sakkadiert. Rechts hinten oben: unbestimmtes rauhes Inspirium, Knacken. Interscapularraum abgeschwächtes rauhes Inspirium, feuchte Rasselgeräusche. Rechts hinten unten: abgeschwächtes unbestimmtes Atmen.
Linke Lunge	Spitze: 2½ Querfingerbr. oberhalb der Clavicula. Hinten oben: 7. Halsw. Außengrenze: 13 cm. Hinten unten: 11. Brustw.	Keine besondere Abweichung.	Links oben: rauhes unbestimmtes Inspirium.

Auswurf spärlich, schleimig-eitrig. Zahlreiche Streptokokken und Diplokokken. Keine T. B.

Gewicht 99½ Pfund.

Pat. fühlt sich matt, hat keinen Appetit und nimmt bei mäßigem Fieber und einer hinzutretenden linksseitigen Ohreiterung an Gewicht auf 97 Pfund vom 24./I. bis 3./II. ab.

Am 4./II. Beginn der Serumbehandlung.

Reaktion auf Streptokokkenserum, vergl. Kurve VII A, (Dosis 1—5 ccm). Kopfschmerzen, Husten, vermehrter Auswurf. Zunahme der Rasselgeräusche.

Im Auswurf lassen sich dabei ganz vereinzelt T. B. nachweisen.

Röntgenaufnahme am 16./IV. 1903: Bei der Inspiration erscheint das Lungengewebe rechts oben verdichtet und hellt sich nicht so gut auf wie links.

Am 23./V. 1903 als geheilt entlassen.

	Perkussionsbefund		Auskultation
	Lungengrenzen:	Schallverhältnisse:	
Rechte Lunge	Rechte Spitze: 5 cm oberhalb der Clavicula. Hinten oben: 7. Halswirbel. Isthmus: 6½ cm. Außengrenze: 12½ cm. Die obere Lungengrenze zieht zum 2. Brustwirbel. Links unten: 11. Brustwirbel.	Schall über der Spitze verkürzt. Rechts hinten oben: ist der Schall verkürzt bis zur Spina. Rechts hinten unten: 1½-Querfingerbreite leichte Schallverkürzung.	Rechts oben: rauhes Inspirium. Rechts hinten oben: rauhes Inspirium, verlängertes Exspirium.
Linke Lunge	Linke Spitze: 5 cm oberhalb der Clavicula. Hinten oben: 7. Halswirbel. Isthmus: 7½ cm. Außengrenze: 13 cm. Obere Lungengrenze zieht zum 2. Brustwirbel. Links unten: 11. Brustwirbel.		Links oben: rauhes Inspirium. Links vorn oben: Inspirium leicht sakkadiert.

Gewicht 110½ Pfund.

Allgemeinbefinden gut.

Auf Tuberculin 0,002 ist keine Reaktion erfolgt (vergl. Kurve VII B.)

Pat. geht aufs Land und stellt sich am 21. Juli 1903 wieder vor.

Rechte Infraclaviculargrube etwas tiefer als linke.

	Perkussionsbefund		Auskultation
	Lungengrenzen:	Schallverhältnisse:	
Rechte Lunge	Spitze: 5 cm oberhalb der Clavicula. Isthmus: 7 cm. Außengrenze: 12½ cm.	Spitze: Schall stark verkürzt. Weiter unten: geringer bis zur 2. Rippe. Hint. ob.: etwas verkürzt. Unten: etwa 1 Querfingerbreite Schallverkürzung. Rechte untere Lungengrenze nicht so gut verschieblich, als die linke.	Spitze: unbest. rauhes Atmen. Unter der Clavicula: vesiculäres Atmen. Hint. ob.: rauhes, knarrendes Atmen. Interscapularraum: etwas rauhes Inspirium. Unten: etw. abgeschwächt im Vergleich zu links.
Linke Lunge	Spitze: 5 cm oberhalb der Clavicula. Isthmus: 8 cm. Außengrenze: 13 cm.		Spitze: vesiculäres Atmen, unterhalb ebenfalls.

Es besteht völliges Wohlbefinden.

Fall IX (Stadium I).

Marie H., 19 jähriges Mädchen.

(Hierzu Kurve VIII A u. VIII B.)

Heredität: nichts besonderes.

Frühere Krankheiten: Masern, Influenza.

Anfang Dezember 1902 wurde Pat. nach einer Erkältung heiser, hustete stark, hatte wenig Auswurf.

Seit 20./XII. heftige Schmerzen in der rechten Seite, besonders beim Husten. Am 21./XII. waren diese Beschwerden so heftig, daß Pat. auf der Straße nicht weitergehen konnte und durch die Unfallstation der Charité zugeführt wurde.

Befund am 9./I. 1903.

Mittelgroße, gracil gebaute Person von blassem Aussehen und dürftigem Ernährungszustande.

Thorax lang und flach, Zwischenrippenräume weit, Beide Supra- und Infra-Claviculargruben mäßig vertieft.

	Perkussionsbefund		Auskultation
	Lungengrenzen:	Schallverhältnisse:	
Rechte Lunge	Spitze: 1½ Querfingerbreit oberhalb der Clavicula. Hintere: Höhe des 7. Halswirbels. Untere Lungengrenze : 11. Brustwirbel. Isthmus: 6½ cm. Außengrenze: 12½ cm. Unt. Lungengrenze rechts wenig verschieblich.	Über der rechten Spitze Schall verkürzt. Vorn bis zur 2. Rippe. Hinten oben rechts: bis zur Spina. Hinten unten rechts: 1½-Querfingerbreite Schallabschwächung.	Spitze: rauhes Inspirium, Giemen, verlängertes Exspirium. Vorn bis 2. Rippe rauhes, etwas sakkad. Vesiculäratmen. Rechts hint. oben: rauhes Inspirium, verlängertes Exspirium. Rechts hinten unten: abgeschwächtes Inspirium, mäßig reichlich feuchte Rasselgeräusche und etwas Giemen.
Linke Lunge	Spitze: 2 Querfingerbreit oberhalb der Clavicula, sonst die gleichen Maße, wie b. d. rechten Lunge.	Keine Abweichung von normalen Verhältnissen.	Spitze: rauhes Inspirium. Über dem Unterlappen einzelne giemende Geräusche.

Auswurf spärlich, schleimig-eitrig. Tuberkelbazillen —, sehr reichlich Diplokokken und kurze Streptokokken.

Husten mäßig reichlich.

Es bestehen in den ersten Wochen (vom 21./XII. bis 9./I.) tägliche Fieberbewegungen bis 39° C., zuweilen fast bis 40° C.

Gewicht 100 Pfund.

Reaktion auf Streptokokkenserum (1—5 ccm). Husten, Auswurf, Zunahme der Stiche in der rechten Seite. Zunahme der Rasselgeräusche über den Lungen.

Temperaturerhebung anfangs um 1—2° C., später geringer.

Röntgenuntersuchung 16./IV. 1903. Lungen ziemlich normal, keine Verdichtung nachweisbar. Die Hilusdrüsen beiderseits etwas stärker entwickelt als in der Norm.

Verlauf der Streptokokkenserumbehandlung. Nach anfänglicher Entfieberung tritt aufs neue (21.—31./I.) eine heftige Fieberbewegung ein. Bei Fortsetzung der Seruminjektion Entfieberung am 31./I. (vergl. Kurve VIII A). Gewichtsabnahme bis auf 95 Pfund.

Mit der Fortsetzung der Injektionen hebt sich das Allgemeinbefinden und die Beschwerden werden dauernd geringer (vergl. die Kurve VIII B).

Beilage zu den Seiten 51—53.

Kurve VIIIA zu Fall IX.

Januar 1903.

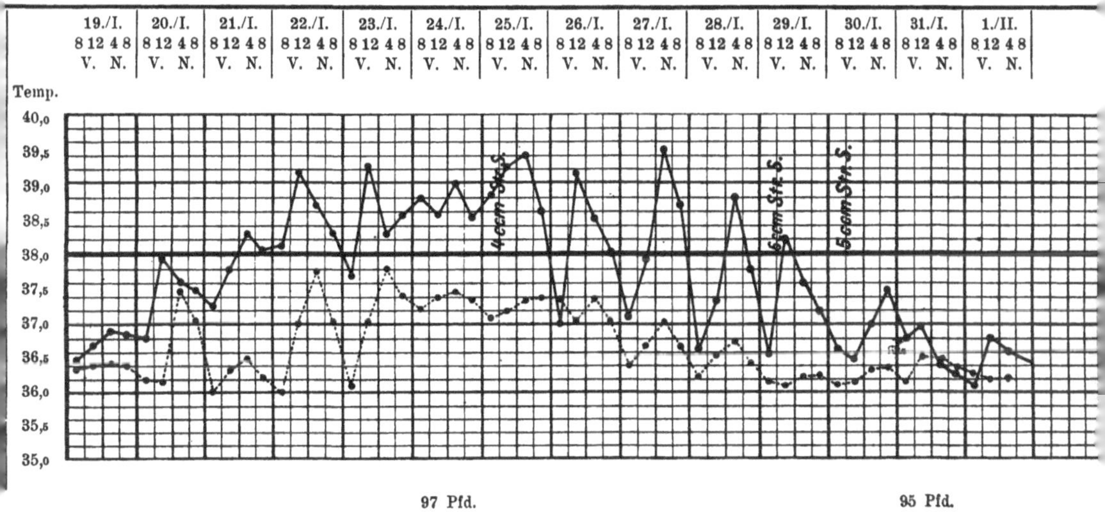

Kurve VIIIB zu Fall IX.

Februar 1903.

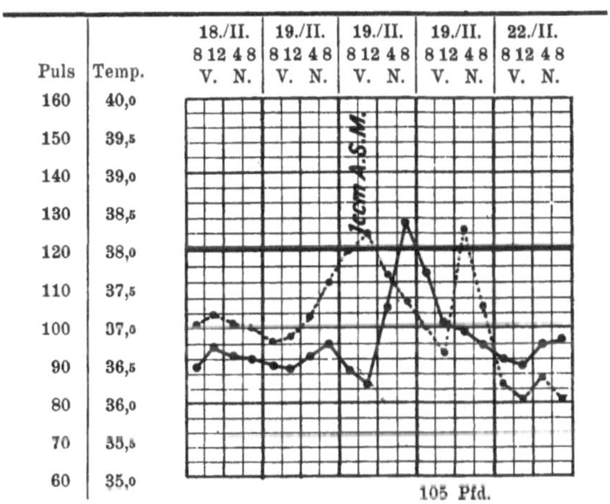

Befund am 13./VI. 1903.

	Perkussionsbefund		Auskultation
	Lungengrenzen:	Schallverhältnisse:	
Rechte Lunge	Spitze: 5 cm oberhalb der Clavicula. Isthmus: $6\frac{1}{2}$ cm. Außengrenze: $12\frac{1}{2}$ cm. Obere Lungengrenze hint. zieht zum 2. Brustwirbel ($\frac{1}{3}$ cm tiefer als links). Rechte Lunge: unten weniger verschieblich als die linke.	Rechts hinten oben (besonders außen): Schall etwas verkürzt. Rechts hint. unten: 1 Querfingerbr. leichte Dämpfung.	Rechts hint. oben: weiches abgeschwächtes Inspirium, hauchendes Exsp. (vereinz. Schnurren an der Außengrenze der Lungenspitze). Rechts hinten unten: Atmungsgeräusch etwas abgeschwächt im Vergleich zur linken Seite.
Linke Lunge	Lungengrenzen wie rechts. Untere Lungengrenze gut verschieblich.		Links hinten oben: etwas rauhes Inspirium.

Gewicht 113 Pfund (+ 18 Pfund).

Allgemeinbefinden gut.

Kein Husten, kein Auswurf.

Vorstellung: Am 19./VI. bei völligem Wohlbefinden. Auf den Lungen sind Rasselgeräusche nicht mehr nachweisbar.

Fall X (Stadium I).

Frau M., 29 Jahre alt.

(Hierzu Kurve IX).

Anamnese.

Heredität: Vater aus unbekannter Ursache †. Eine Schwester seit vielen Jahren lungenleidend. Mann leidet an Bleikolik. Zwei Kinder lungenkrank.

Kinderkrankheiten: Masern.

Spätere Krankheiten: Bauchfellentzündung (post partum) 1901 Lungenkatarrh, sechswöchentliches Krankenlager.

Jetzige Erkrankung. Pat. bekam im Februar 1903 zwischen den Schulterblättern starke Stiche, sie arbeitete aber bis März weiter, trotzdem sie an Fieber und starkem Nachtschweiß litt und sich sehr matt und schwach fühlte. Von März bis Ende April lag Pat. krank im Bett. Seit Mitte April litt Pat. an Husten und Auswurf. An Durchfällen hat sie nie gelitten, die Nachtschweiße haben seit Anfang Juni nachgelassen. Da die Stiche im Rücken nicht nachließen und sie sich immer hinfälliger fühlte, ließ sie sich in die Charité aufnehmen.

Aufgenommen 17./VI. 03.

Anfangsbefund.

Thorax: Supraclaviculargruben mäßig vertieft, Infraclaviculargruben etwas weniger.

Zwischenrippenräume ziemlich weit.

	Perkussionsbefund		Auskultation
	Lungengrenzen:	Schallverhältnisse:	
Rechte Lunge	Spitze $4\frac{1}{2}$ cm oberhalb der Clavicula. Hinten oben: 7. Halswirbel. Hinten unten: 11. Brustw. Vorn unten: 6. Rippe. Isthmus: 5 cm. Außengrenze: 11 cm.	Spitze: Schall kürzer und höher, als links. Hint. ob.: starke Schallverkürzung entsprechend dem oberen Drittel der Scapula. Vorn unter der Clavicula bis 2. Rippe starke Schallverkürzung.	Spitze: unbestimmtes Inspirium, verlängertes Expirium. Unter der Clavicula: etwas sakkadiertes unbestimmtes Inspirium, abwärts vesiculäres Atmen. Hinten oben: rauhes, unbestimmtes Inspirium, rauhes bronchiales Exspirium, sonst überall vesiculäres Atmen.
Linke Lunge	Spitze: 5 cm oberhalb der Clavicula. Hinten oben: 7. Halsw. Hinten unten: 11. Brustw. Isthmus: $6\frac{1}{2}$ cm. Außengrenze: $12\frac{2}{3}$ cm.	Unter d. Clavicula: leichte Schallverkürzung bis z. 2. Rippe.	Spitze und unter der Clav.: schwaches vesiculäres Atmen. Hinten oben: rauhes Insp., sonst überall vesiculäres Atmen.

Röntgenbefund: Bei Durchleuchtung von hinten nach vorn erscheint die rechte Spitze viel dunkler, als die linke, auch weniger hoch heraussteigend, als links. Auch die linke Spitze ist affiziert, hellt sich aber bei tiefer Inspirat. besser auf, als rechts. Außerdem erscheinen die Hilusschatten besonders links verbreitert.

Husten: in mäßigem Grade vorhanden.

Auswurf: in geringem Maße, fast nur Schaum.

Gewicht: 95 Pfund.

Reaktion auf Tuberkulin 0,001 nicht deutlich (vgl. Kurve IX).

Reaktion auf Streptokokkenserum (Dos. 1—2 ccm).

Starker Temperaturanstieg, Kopfschmerzen, Husten, Auswurf und Stiche in der Brust.

Die Reaktion auf Streptokokkenserum ist sehr erheblich und erstreckt sich nach 2 ccm auf mehr als 8 Tage. Die folgende Reaktion auf 1 ccm bewirkt eine 5tägige allmählich lytisch abfallende Fieberbewegung (vgl. Kure IX).

Trotz dieser starken Reaktionen Gewichtszunahme und Besserung des Allgemeinzustandes.

Beilage zu den Seiten 53—55.

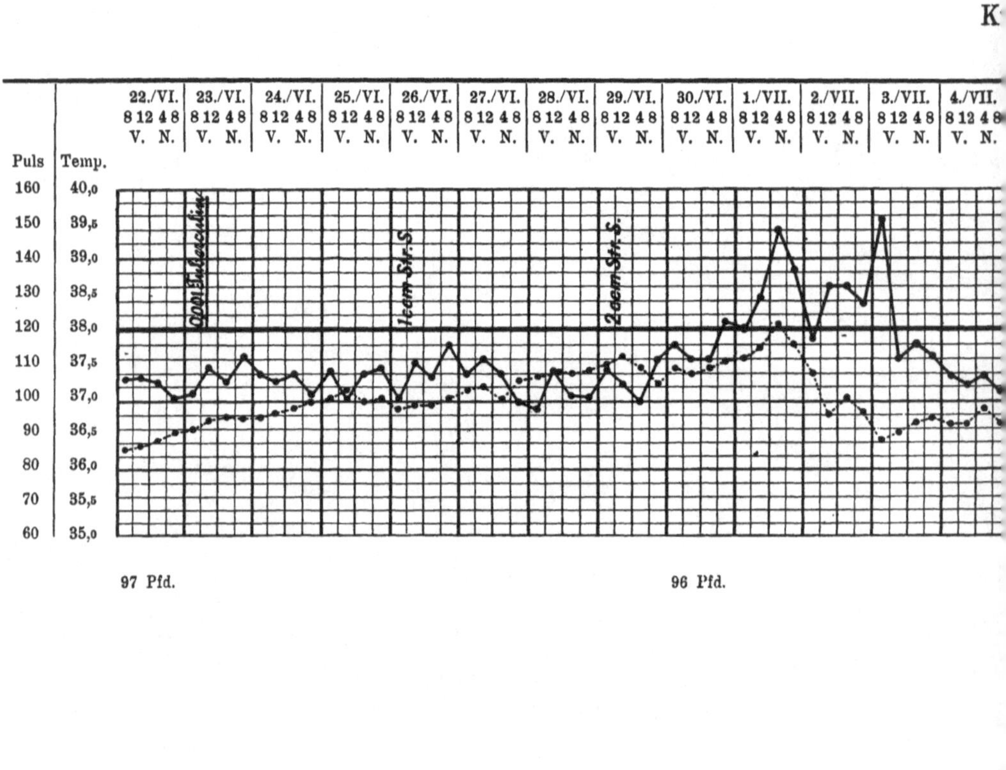

97 Pfd.

96 Pfd.

zu Fall X.

Juli 1903.

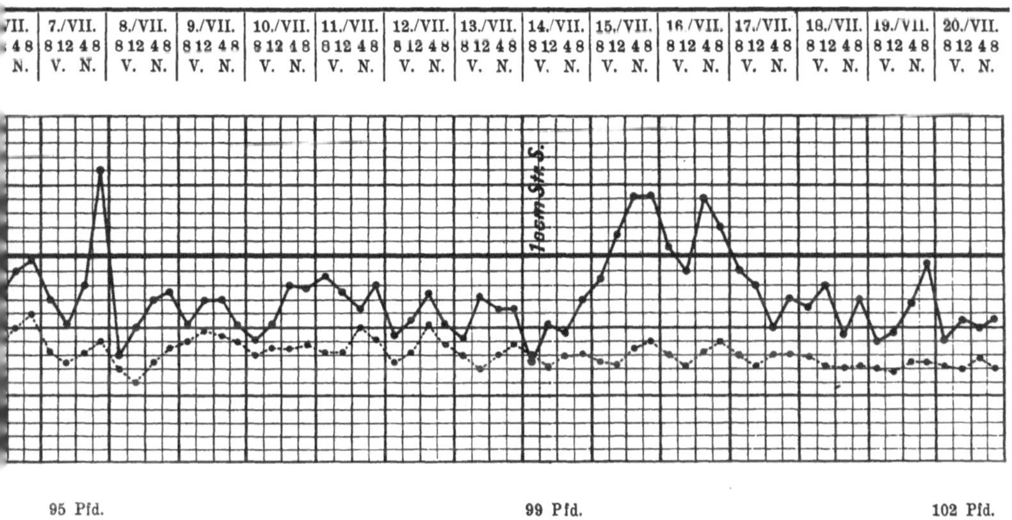

Befund am 28./VII. 03.

	Perkussionsbefund.		Auskultation
	Lungengrenzen:	Schallverhältnisse:	
Rechte Lunge	Spitze: 5 cm oberhalb der Clavicula. Hint. oben: 7. Halswirbel, zieht zum 2. Brustw. Spitze: wenig verschiebl. Isthmus 5½ cm. Außengrenze: 11½ cm. Hinten unten: 11 Brustw., gut verschieblich.	Spitze: stark verkürzt. Hinten oben: bis zur Spina. Vorn: verkürzter Schall bis zur 2. Rippe.	Spitze: abgeschwächtes Insp., hauchendes Exsp. Unter der Clavic.: bronchovesiculäres Insp., weiter abwärts scharfes vesiculäres Atmen. Hint. oben: unbestimmtes rauhes Insp., bronchial. Exsp., sonst überall scharfes vesic. Atmen.
Linke Lunge	Spitze: 6 cm oberh. Cl. Hint. oben: 7. Halswirbel, zieht zum 2. Brustwirbel. Linke Spitze: gut verschieblich. Unterlappen: 11. Brustw. gut verschieblich. Isthmus: 7 cm. Außengrenze: 13 cm.	Spitze: Schall wenig verkürzt. Hinten oben: bis zur Mitte zwischen Clavicula und Spina Schall verkürzt. Vorn: Schall verkürzt bis zur 2. Rippe.	Spitze: rauhes vesiculäres Inspirium. Unter der Clavicula: unbestimmtes sakkadiertes Insp. bis zur 2. Rippe. Hinten oben: rauhes unbestimmtes Inspirium.

Gewicht: 103½ Pfund.

Pat. fühlt sich frei von Beschwerden und muß dringender Familienverhältnisse wegen die Arbeit wieder aufnehmen.

Fall XI (Stadium I).

21jähriges Mädchen. Komplikation mit Lupus vulgaris.

(Hierzu Kurve X).

Anamnese:

Vater † an Schwindsucht, desgl. 3 Geschwister im Alter von 21, 15 u. 14 Jahren. 3 andere Geschwister leben und sind gesund.

Seit 1883, also seit 20 Jahren hat Pat. ein Geschwür an der linken Backe Dieses Geschwür soll, wie sie von ihrer Mutter gehört hat, anfangs ein Pickel gewesen sein, den die Mutter aufgestochen hat. Aus dem Pickel wurde bald ein Geschwür, welches in den späteren Lebensjahren bis jetzt unverändert bestanden hat. Eine im Jahre 1896 versuchte Heilung durch Ätzung blieb erfolglos. Da das Geschwür keine Neigung zum Fortschreiten zeigte, hat Pat. es dann nicht mehr behandeln lassen.

Seit Anfang April fühlt Pat. sich matt und unlustig zur Arbeit, sie bekam trocknen Husten ohne Auswurf, Stiche in der linken Seite, Nachtschweiße usw. Am 6./VI. 1903 ließ sie sich in die Charité aufnehmen.

Befund: Mittelgroßes, gracil gebautes Mädchen von anämischem Aussehen.

Auf der linken Wange findet sich in der Haut eine etwa markstückgroße Partie, welche vorwiegend aus narbigem Gewebe besteht und an verschiedenen Stellen knötchenartige Einlagerungen bis zu Linsengröße zeigt. Die Epidermis über diesen Knötchen zeigt geringe Schuppung.

Die an und für sich einfache Diagnose wurde von der dermatologischen Klinik bestätigt. Sie lautete Lupus vulgaris exfoliativus (Knötchenform).

Die Untersuchung der Lungen ergab:

Thorax: gut gebaut, Supraclaviculargruben etwas vertieft.

	Perkussionsbefund		Auskultation
	Lungengrenzen:	Schallverhältnisse:	
Rechte Lunge	Oben: 5 cm oberh. d. Cl. Hinten oben: 7. Halsw. Hinten unten: 11. Brustw. Vorn unten: 6. Rippe u. Rand. Isthmus: 6 cm. Außengrenze hint.: 11½ cm.	Über der rechten Spitze Schall höher und kürzer als links. Bei tiefer Insp. geringe Zunahme der Intensität. Geringe Schallverkürzung vorn bis zur 2. Rippe, hinten bis zur Spina scapulae.	R. oben: abgeschwächtes unbestimmtes Atmen. Rechts vorn: Vesiculäratmen. Rechts hint. ob.: scharfes rauhes Inspirium. Sonst keine Abweichung.
Linke Lunge	ObereGrenze: 5½ cm oberhalb des Schlüsselbeins. Hinten oben: 7. Halsw. Hinten unten: 11. Brustw. Isthmus: 7 cm. Außengrenze: 12 cm.	Über der Spitze Schall leicht verkürzt, desgl. vorn bis zur 3. Rippe. Links hinten unten: etwa 4 Querfingerbreit Abschwächung des Schalls im Vergleich zur rechten Seite.	Links oben: rauhes, unbestimmtes Inspirium. Links vorn: bis 3. Rippe sakkadiertes Inspirium. Links hint. ob.: scharfes, rauhes Inspirium. Links hinten unten: etwas abgeschwächtes Atmen, sonst keine Abweichung.

Röntgendurchstrahlung: Beide Spitzen sind dunkler als normal und hellen sich auch bei tiefer Inspiration nicht so auf, wie in der Norm. Die rechte Spitze steht etwas tiefer als die linke und erscheint auch im allgemeinen etwas dunkler als die linke.

Husten: gering.

Auswurf: nicht vorhanden.

Gewicht: am 10./VI. 03. 101 Pfund.

Reaktion: auf 1 mg Tuberkulin zeigt sich weder Temperaturanstieg. noch Störung des Allgemeinbefindens, noch lokale Veränderung des Lupus.

Reaktion auf Streptokokkenserum: Klagen über Kopfschmerzen und Husten (vgl. Kurve X).

Es tritt zum erstenmale Auswurf auf, welcher ziemlich reichlich ist, massenhaft Diplokokken und Streptokokken, aber keine Tuberkelbazillen enthält.

Auftreten von Rasselgeräuschen an den Lungen ist nicht nachweisbar. Die Sakkadierung des Atmungsgeräusches unter beiden Clavikeln nimmt im Anschluß an die Injektionen erheblich zu.

Verhalten des Lupus. Nach der Einspritzung des Tuberkulins ist eine Lokalreaktion nicht erfolgt. Im Verlauf der Serumbehandlung bekommt Pat. Gefühl von Hitze in der linken Backe, starkes Jucken in der erkrankten Hautpartie. Es ist ihr, als ob „eine Fliege über den Lupus hinliefe". Objektiv fällt eine stärkere Rötung des Lupusgewebes auf. Die Schuppung ist eine verstärkte.

Schon nach 14 Tagen ist ein deutlicher Rückgang des Lupus bemerkbar. Die Knötchen, welche im unteren Teil des narbigen Gewebes sich finden, verschwinden allmählich. Die Heilung tritt zunächst im unteren Teil ein und schreitet nach oben langsam fort.

Am 31./VII. wird Pat. gebessert a./W. entlassen.

Gewicht: 105½ Pfund.

Lupus: Es bestehen noch 6 Infiltrate von etwa Linsengröße in dem markstückgroßen Lupus, dieselben liegen halbmondförmig angeordnet an der oberen und an der lateralen Seite der Narbe. Die oberen Knoten sind noch deutlich prominent und schuppen an der Oberfläche stärker, das Lupusgewebe ist in der Tiefe unter diesen Knötchen stark hyperämisch.

Lungen: Beide Supra- und Infraclaviculargruben etwas vertieft, rechts mehr als links. Bei tiefer Atmung kein deutlicher Unterschied.

	Perkussionsbefund		Auskultation
	Lungengrenzen:	Schallverhältnisse:	
Rechte Lunge	Spitze: 5 cm oberhalb d. Clavicula. Hinten oben: 7. Halsw. Isthmus: 6⅓ cm.	Rechts oben: Schall leicht verkürzt. Rechts vorn: bis 2. Rippe leicht verkürzt. Rechts hinten oben: Schall bis zur Mitte zwischen Spina u. Cucullarisrand leicht verkürzt.	Rechts ob.: unbestimmtes Inspirium. Rechts vorn bis 2. Rippe: Inspirium sakkadiert, Exspirium verlängert. Rechts hinten oben: abgeschwächtes rauhes Inspirium.
Linke Lunge	Spitze: 5 cm oberhalb d. Clavicula. Hinten oben: 7. Halsw. Isthmus: 6 cm.	Keine Schallveränderung.	Links oben: rauhes Insp. Links vorn bis 2. Rippe: Inspirium sakkadiert, unbestimmtes Atmen. Links hinten oben: Insp. etwas rauh.

Bei der Entlassung bestehen noch etwas Husten und Nachtschweiße. Pat. geht 4 Wochen aufs Land zu Verwandten.

Am 1. September nimmt sie eine Stellung als Dienstmädchen in Berlin an. Die Behandlung wird ambulatorisch fortgesetzt.

Gewicht: 115 Pfund.

Befund am 4./X. 03: Über den Lungen keine Schallveränderung mehr nachweisbar. Links vorn unter der Clavicula ist das Inspirium noch sakkadiert, sonst überall Vesiculäratmen. Im unteren Teil des Lupus ist ein Knötchen verschwunden, auch im oberen Teil treten die Knötchen nur noch wenig hervor.

Kurve X zu Fall XI.
Juni 1902.

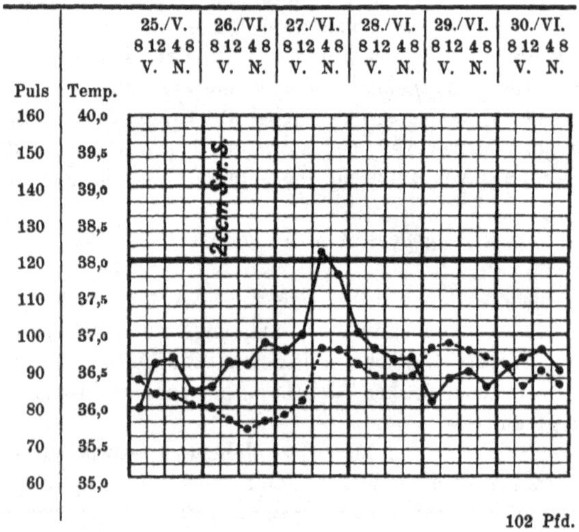

Fall XII (Stadium II).

Anna N., 22jähriges Mädchen.

Anamnese:

Heredität: Vater an Lungenbluten gestorben, Mutter an Asthma, Geschwister sind gesund.

Kinderkrankheiten: Masern, Scharlach, Diphtherie.

Spätere Krankheiten: Pat. will stets gesund gewesen sein.

Jetzige Klagen: Seit etwa dem 20. Januar 1903 klagt Pat. über Stiche in der Brust und im Rücken, sowie über Husten, Auswurf und stärkere Nachtschweiße.

Status praesens.

Konstitution: Gut mittelgroße Pat. von leidlich kräftigem Knochenbau, ziemlich gut ausgebildeter Muskulatur und ziemlich gutem Fettpolster.

Gesicht von blasser Färbung, wie auch die Haut des übrigen Körpers.

Temperatur nicht fieberhaft.

Respirationsapparat.

Kehlkopf: Schleimhaut der Aryknorpel stark geschwollen, Stimmbänder gerötet.

Thorax: etwas flach gebaut. Rechte Supra- und Infraclaviculargrube etwas mehr vertieft als die linke, werden beim Inspirium auch nicht so sehr ausgefüllt als links.

	Perkussionsbefund		Auskultation
	Lungengrenzen:	Schallverhältnisse:	
Rechte Lunge	Die rechte Spitze steht $1\frac{1}{2}$ Querfinger über der Clavicula. Rechts hint. ob.: 1. Brustwirbel. Außengrenze: 13 cm. Rechts vorn unt.: 6. Rippe.	Schall über beiden Spitzen etwas verkürzt und tympanitisch, besonders r. Rechts hint. starke Schallverkürzung bis z. Spina scapulae, hellt sich im Interscapularraum auf und geht vom Angul. scapulae aus in völlig leeren Schall über, der sich zur Axillarlinie hin fortsetzt. Rechts vorn: Verkürzung bis zur 3. Rippe.	Über der rechten Spitze rauhes Inspirium. Unter d. Clavicula scharfes Vesiculäratmen, desgl. vorn über der ganzen rechten Lunge. Über der linken Spitze scharf. Vesiculäratmen, auch unter d. Clavicula. Rechts hinten oben: etwas Knacken b. Inspirium, im Interscapularraum rechts reichlich feuchte Rasselgeräusche a. Ende des Inspirium. Über dem Unterlappen r. pleuritisches Reiben, bronchiales Exspirium. Reichliche mittelgroßblasigeRasselgeräusche. Im linken Interscapularraum und über dem linken Unterlappen vesiculäres Atmen.
Linke Lunge	Die linke Spitze steht $2\frac{1}{2}$ Querfinger üb. d. Clav. Links hint. oben: 7. Halswirbel. Außengrenze: 14 cm.	Links hinten oben: leichte Verkürzung bis z. Spina.	

Stimmfremitus: rechts etwas verstärkt gegen links.

Husten reichlich mit reichlichem schleimigen Auswurf. Tuberkelbazillen nicht nachgewiesen, dagegen reichlich Diplokokken und Streptokokken.

Beginn der Serumbehandlung am 4./II. 1903.

Reaktion auf Streptokokkenserum (Dosis 1—5 ccm). Nach der Injektion ist der Husten etwas stärker, der Auswurf reichlicher. Im Sputum Tuberkelbazillen —. Kopfschmerzen und Stiche in der rechten Seite werden angegeben. Geringe Temperatursteigerung.

Röntgendurchleuchtung 16./IV. 1903. Beide Lungenspitzen erscheinen leicht abgedunkelt; rechts stärker als links, unterhalb der Clavicula. Links reichen bis zur Zwerchfellgrenze starke Stränge hinunter, die Bronchialdrüsen darstellen. Rechts reicht die helle Zone nur bis 2 Finger breit oberhalb der normalen Lungengrenze. Hier befindet sich eine ziemlich starke Abdunkelung, die sich bei der Respiration schwach bewegt (Pleurit. Schwarte).

Pat. verläßt als geheilt die Charité.

Schlußbefund am 2./5, 1903.

Über beiden Spitzen ist der Schall gleich. Thorax ist gut gewölbt, die Supra- und Infraclaviculargruben sind beiderseits mäßig vertieft. Die linke Lungenspitze steht 2 Querfinger breit über der Clavicula, ihre obere Grenze zieht bis zum 2. Brustwirbel hin. Rechts ragt die Lungengrenze 1½ Querfingerbreit über die Clavicula, steht in der Höhe des 7. Halswirbels, aber etwa ½ cm tiefer als die linke. Die hintere obere Grenze zieht zum 4. Brustwirbeldorn.

Der Isthmus rechts mißt 4½, links 5½ cm.

Linke untere Lungengrenze gut verschieblich.

Rechte weniger gut verschieblich.

Der Schall ist rechts hinten oben und besonders rechts hinten oben außen stark verkürzt im Vergleich zur linken Seite.

Vorn findet sich auf beiden Seiten keine Dämpfung.

Atemgeräusch überall vesiculär, rechts oben etwas rauh, rechts unten ganz wenig abgeschwächt im Vergleich zu links.

Kehlkopf: Hintere Wand und Aryknorpel etwas geschwollen. Die Schleimhaut ist etwas gerötet, ebenso die Stimmbänder im hinteren Teil.

Anfangsgewicht 111 Pfund; Entlassungsgewicht 121 Pfund, also + 10 Pfd.

Fall XIII (Stadium I).

Margarethe Sch., 11jähriges Mädchen.

Anamnese.

Heredität: Eltern sind gesund, eine Schwester leidet ebenfalls an Lungenspitzenkatarrh.

Jetzige Krankheit: soll am 22. Mai 1903 begonnen haben. Pat. erkrankte damals an Halsschmerzen, die sie mit Umschlägen und Gurgeln behandelte. Gleichzeitig hatte sie starken Husten, Appetitlosigkeit, fortwährend Müdigkeit und Nachtschweiße. Da ihr Zustand sich nicht besserte, ging sie in eine Poliklinik, in welcher ihr gesagt wurde, daß sie lungenkrank sei.

Klagen: Kopfschmerzen, Atemnot, Nachtschweiße. Husten und Auswurf.

Status praesens.

Konstitution: Mittelgroßes, anämisches Kind von grazilem Knochenbau, schwacher Muskulatur, geringem Fettpolster.

Gesicht: blaßrosa, Schleimhäute blaß.

Drüsen: Cervicaldrüsen leicht geschwollen.

Anfangsbefund am 16./VI. 03.

Thorax: Flach, schmal, Supra- und Infraclaviculargruben leicht vertieft, rechte Infraclaviculargrube tiefer als die linke, dehnt sich bei der Atmung nicht so gut aus.

	Perkussionsbefund		Auskultation
	Lungengrenzen:	Schallverhältnisse:	
Rechte Lunge	Rechte Spitze: 4 cm über der Clavicula. Rechts unten vorn: 6. R. oberer Rand. Isthmus: 5 cm. Außengrenze: 11 cm. Rechts hint. unt.: 11. Brustwirbel.	Schall über der rechten Spitze vorn etwas kürzer als links. Recht hinten oben: verkürzt bis zur Spina scapulae. R. hint. unt.: Dämpfung vom Ang. scapulae ab 3 Querfinger breit.	Rechts, oberhalb d. Clav. unbestimmtes Inspir., am Ende desselben giemende Geräusche, desgleichen unterhalb der Clavicula. Auch weiter abwärts bisweilen giemende Geräusche. Sonst rechts vorn überall Vesiculär-Atmen. Rechts hint. ob.: Bronch. klingendes Inspir., verlängertes Exspir. Im Interscapularraum vereinzelte knackende Geräusche. Über dem Unterlappen abgeschw. Atmen, einz. Knacken, bisweil. Giemen.
Linke Lunge	Linke Spitze: 4 cm über der Clavicula. Isthmus: 5½ cm. Außengrenze: 11 cm. Links hint. unt.: 11. Brustwirbel.	Über der linken Lunge überall voller Schall.	Über der linken Spitze: scharfes Inspirium. Hinten oben links: beim Insp. einzelne knackende Geräusche. Hinten links: abgeschw. Atmen, vereinzeltes Knacken.

Röntgendurchleuchtung am 17./VI. 03. Beide Spitzen erscheinen dunkler als normal, hellen sich nur wenig bei tiefer Insp. auf. Außerdem sieht man vorn etwa zwischen der vierten und fünften Rippe, ferner zwischen der fünften und sechsten zwei deutliche Abdunkelungen, die durch einen hellen Zwischenraum getrennt sind.

Husten: besonders morgens.

Auswurf: sehr gering, schleimig, zäh, wenig eitrig, T.-B. —.

Gewicht: 67 Pfund.

Behandlung mit Antistreptokokkenserum (Dosis 0,5—2 ccm). Temperaturerhöhung um 0,5—1° C., etwas mehr Husten, kein stärkerer Auswurf. Erhöhung der Pulsfrequenz um ca. 20 Schläge (bis 120).

Befund am 21./VII. 03.

Allgemeinbefinden gut, keine Kopfschmerzen, kein Herzklopfen, keine Stiche.

Thorax: Bei tiefer Inspiration bleibt die rechte obere Partie noch etwas zurück.

	Perkussionsbefund		Auskultation
	Lungengrenzen:	Schallverhältnisse:	
Rechte Lunge	Rechte Spitze: $4\frac{1}{2}$ cm oberhalb d. Clavicula. Isthmus: 6 cm. Außengrenze: 11 cm. Rechts hint. unt.: 11. Brustwirbel.	Schall oberhalb d. Clavic. etwas kürzer als links. Unterhalb der Clavicula leichte Verkürzung bis zur 2. Rippe. Rechts hinten: bis zur Spina scapulae Schall stark verkürzt.	Rechts, oberhalb d. Clavic. unbestimmtesInspirium, hauchendes Exspirium. Unterhalb der Clavicula sakkadiertes Inspirium bis zur 3. Rippe, in geringem Maße auch noch etwas weiter abwärts. Rechts hinten oben: unbestimmtes Insp., wenig Schnurren, hauchendes Exspirium. Interscapularraum bronchves. Inspirium. Rechts hinten unt.: etwas sakkadiertes Inspirium.
Linke Lunge	Linke Spitze: 4 cm oberhalb der Clavicula. Isthmus: 6 cm. Außengrenze: 12 cm. Links hint. unt.: 11. Brustwirbel.	Ganz geringe Schallverkürzung über der Fossa supraclav. und abwärts bis zur 2. Rippe. Links hinten oben: Schall kürzer als normal, bes. links hinten oben außen bis zur Spina scapulae. Links hinten unten: auf 2 Querfinger breit abgeschwächt im Vergleich zu rechts.	Links, oberhalb d. Clavic. sakkadiertes Inspirium, wenig verlängert. Exsp. Unterhalb der Clavicula scharfes, verlängertes Exspirium, wenig sakkadiert bis zur 3. Rippe. Links hinten oben: verschärftes, etwas leicht hauchend klingendes Insp., verlängertes Exsp. Interscap.-Raum: bronchoves. Insp. Links hinten unten: etwas sakkadiertes Inspirium, Exsp. etwas schnurrend.

Husten: } bestehen nicht.
Auswurf: }

Gewicht: 72 Pfund also + 5 Pfund.

3./X. 1903. Pat. ist zurzeit noch in Behandlung. Es ist eine weitere Gewichtszunahme von 4 Pfund erfolgt. Auch die Rasselgeräusche auf den Lungen sind geringer, jedoch beiderseits besonders an den Lungenspitzen noch immer vorhanden.

Fall XIV (Stadium II).

13jähriges Mädchen.

Anamnese.

Heredität: Vater an Phthisis pulm. gestorben. Mutter lebt und ist gesund. 1 Schwester ist 15 Jahre alt, leidet an Lungenspitzenkatarrh.

Kinderkrankheiten: Masern, Scharlach.

Jetzige Krankheit: Im Sommer 1902 Luftröhrenkatarrh. Der Arzt schickte sie in die Lungenheilstätte in Schönholz. Dort verblieb sie von Mitte August bis 1. Oktober. Im Winter 1902/3 hustete Pat. sehr viel, brauchte aber nicht zu Bett zu liegen. Am Sonntag den 1. März 1903 bekam Pat. Fieber und hustete sehr stark, so daß sie sich zu Bett legen mußte. Sie will dabei auch Blut ausgeworfen haben. Seit dem 6. April 1903 fühlt sich Pat. wieder besser, ließ sich aber doch auf Anraten des Arztes in die Charité aufnehmen.

Klagen: Stiche in der linken Seite, Husten, Schweißausbrüche besonders nachts.

Befund am 12./III. 1903.

Konstitution: Für ihr Alter kleines und schwächlich gebautes Kind von zartem Knochenbau, dürftig entwickelter Muskulatur und mäßigem Fettpolster.

Gesicht blaß, wie auch die sichtbaren Schleimhäute. Haut blaß, mäßig feucht, Temperatur 36.9.

Pat. war so schwächlich, daß sie bei der ersten im Bett ausgeführten eingehenden Untersuchung der Lungen ohnmächtig wurde.

Thorax: Schmal, wenig tief, Supra- u. Infraclaviculargruben nicht erheblich vertieft, Zwischenrippenräume nicht erkennbar, die rechte Supra- u. Infraclaviculargrube tiefer als die linke.

Lungenuntersuchung: Atmung nicht beschleunigt, 20, bei tiefer Inspiration bleibt der rechte obere Lungenabschnitt gegen links zurück; Schulterblätter stehen flügelförmig ab.

	Perkussionsbefund		Auskultation
	Lungengrenzen:	Schallverhältnisse:	
Rechte Lunge	Spitze vorn: 4 cm oberh. der Clavicula. Hinten: 7. Halswirbel. Isthmus: 5 cm. Die Außengrenze steht 10 cm von der Wirbelsäule entfernt.	Rechts hinten ist in einer 6 cm breiten, 3 cm langen Zone rechts von der Wirbelsäule der Schall in geringem Grade verkürzt. Unter der r. Clavicula ist der Schall bis zur 2. Rippe verkürzt.	Über der rechten Spitze: Vesiculäratmen. Unterhalb der Clavicula bis zur 2. Rippe Inspirium sakkadiert, Exspirium verlängert; weiter abwärts etwas rauhes Atm. Rechts hinten oben: im angegebenen Dämpfungsbezirk rauhes Inspirium, ziemlich reichlich Knacken und Schnurren. Interscapularraum r. stark verlängertes bronchiales Exspirium mit reichl. Knacken.

	Perkussionsbefund		Auskultation
	Lungengrenzen:	Schallverhältnisse:	
Linke Lunge	DerselbeBefundwie rechts.	Links hinten unten besteht eine 4 cm breite Zone, in der der Schall im Vergleich zur andern Seite verkürzt ist, diese erstreckt sich in die linke Seite. Stimmfremitus über der Dämpfung leicht abgeschwächt.	Über der linken Spitze unbestimmtes Atmen. am Ende des Inspirium Knacken. Unterhalb der Clavicula bis zur 3. Rippe sakkadiertes Insp. mit stark verlängertem bronch. Exspirium. Links hinten oben: rauhes Insp., ziemlich reichl. Knacken u. Schnurren, verlängertes Exsp. Interscapularraum: reichl. Knacken mit stark verlängertem bronchialen Exsp. Unterlappen l.: Bronchialatmen mit reichl. grobblasigen, z. Teil etwas klanghaltigen Rasseln.

Husten: ziemlich reichlich.

Auswurf: geballt, schleimig eitrig, reichlich. Tuberkelbazillen —. Dagegen massenhaft Diplo- u. Streptokokken.

Gewicht: 63½ Pfund.

Circulationsapparat ohne Besonderheiten. Desgleichen Digestionsapparat. Urin o. B.

Reaktion auf Antistreptokokkenserum: Dosis anfangs ½—1 ccm, später bis 5 ccm steigend.

Mehr Husten, Stiche, besonders in der l. Seite. Zunahme der Rasselgeräusche. Auftreten von pleuritischem Reiben über beiden Unterlappen usw.

16./VI. 03. Pat. wird entlassen behufs Aufnahme in die Erholungsstätte Schönholz.

Lungenstatus.

	Perkussionsbefund		Auskultation
	Lungengrenzen:	Schallverhältnisse:	
Rechte Lunge	Rechts vorn: 4½ cm über der Clavicula. Isthmus rechts: 6 cm. Isthmus links: 6½ cm. Außengrenze r.: 10½ cm. Außengrenze l.: 11 cm.	Vorn: über der Lunge Schall etwas kürzer als links. Auch hellt sich hier der Schall rechts bei tiefer Insp. nicht so stark auf wie links.	Vorn: scharfes Vesiculäratmen. Hinten oben: rauhes Insp. Hinten unten: etwas abgeschwächtes Atmen.

	Perkussionsbefund		Auskultation
	Lungengrenzen:	Schallverhältnisse:	
Rechte Lunge		Hinten oben: v. d. Mittellinie an bis etwa 7½ cm nach außen und nach unten bis zur Spina leise Schallabschwächung im Vergleich zu links. H. unt.: 1 querfingerbreite Schallabschwächung.	
Linke Lunge	Links vorn: 4½ cm über der Clavicula.	H. u.: 1½ querfingerbreite Schallabschwächung.	Unter der Clavicula Insp. noch etwas sakkadiert. Hinten oben: Vesiculäratmen. Hinten unten: am Ende des Insp. und beim Exsp. pleurit. Reiben und vereinzelte Rasselgeräusche.

Gewicht: 81 Pfund, also + 17½ Pfund.

Weitere Beobachtung: Pat. wird in die Erholungsstätte Schönholz aufgenommen und erhält zunächst alle 8 Tage noch eine Einspritzung von Str. Serum (durchschnittlich 2—3 ccm).

Befund am 3./X. 03. Das Gewicht ist 85 Pfund. Pat. hat morgens noch etwas Auswurf, fühlt sich im übrigen wohl.

Über der Lunge links unten noch vereinzelte Rasselgeräusche beim Inspirium. Behandlung wird ambulatorisch fortgesetzt.

Fall XV (Stadium III).

Frau L., 34 Jahre alt.
(Hierzu Kurve XI.)

Anamnese:

Heredität: Mutter an Phthisis pulm. †. Eine Schwester ist lungenkrank. Ein Bruder leidet an Husten.

Partus 3 mal. Ein Kind der Pat. ist lungenkrank, liegt z. Zt. im Krankenhaus Moabit wegen Vereiterung des Fußgelenkes, eitriger Ohrenentzündung und skrophulösen Halsdrüsen. Ein Kind an Lebensschwäche †. Ein Kind mit 14 Monaten an Lungenentzündung †.

Abortus 2 mal.

Spätere Krankheiten: 1902 angeblich Nierenentzündung. Starke Bleichsucht.

Jetzige Krankheit: Begonnen vor einem Jahr, angeblich nach einer Erkältung. Es bestanden Husten, Auswurf, Appetitlosigkeit und Kopfschmerzen. Pat. lag 14 Tage im Krankenhause wegen Lungenspitzenkatarrh. Nach der Entlassung wurde sie vom Kassenarzt weiter behandelt. Den Winter 1902/03 über litt Pat. an sehr heftigem Husten ohne Auswurf. Seit 2 Monaten bestanden außerdem noch viel Halsschmerzen und Heiserkeit, sie wurde deswegen mit Beizungen behandelt.

Seit 8 Tagen fühlte sich die Pat. sehr matt, außerdem hatte sie sehr starke Kopfschmerzen, öfters Nachtschweiße, Husten, Auswurf, Appetitlosigkeit. Deshalb Aufnahme in die Charité.

Jetzige Klagen: Kopfschmerzen, Husten, Auswurf, Appetitlosigkeit, Mattigkeit, Nachtschweiße.

Konstitution: Mittelgroße, etwas anämische Frau von mäßig kräftigem Knochenbau, mäßiger Muskulatur und geringem Fettpolster.

Gesicht: blaß, sichtbare Schleimhäute blaß.

Thorax: lang, flach, Schulterblätter flügelförmig abstehend. Beide Supra- und Infraclaviculargruben vertieft. Zwischenrippenräume weit. Die oberen Lungenteile bleiben bei der Atmung zurück.

Kurve XI zu Fall XV.
Juli 1903

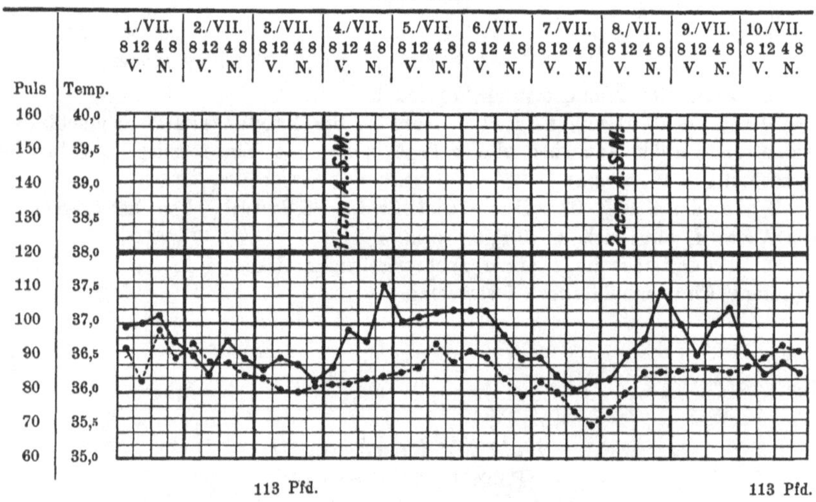

Lungenuntersuchung am 13./VI. 1903.

	Perkussionsbefund		Auskultation
	Lungengrenzen:	Schallverhältnisse:	
Rechte Lunge	Rechte Spitze: 4,5 cm über der Clavicula. Hinten oben: 2. Brustw. Hinten unten: 12. Brustw.	Rechte Spitze: gedämpft, tympanitisch, unterhalb d. Clavicula Dämpfung bis zur 3. Rippe.	Rechts oberh. der Clavicula bronchial klingendes Atmen, vereinzeltes Knacken.

	Perkussionsbefund		Auskultation
	Lungengrenzen:	Schallverhältnisse:	
Rechte Lunge	Isthmus 4,75 cm. Außengrenze: 10,5 cm.	Rechts hint. oben: Dämpfung bis zur Mitte der Scapula. Rechts unt.: 2 Querfingerbreite Dämpf., Grenze nicht gut verschieblich.	Unterhalb der Clavicula bronchiales Atmen, von der 3. Rippe an Vesiculäratmen. Rechts hint. ob.: bronch. Exspir., abgeschwächtes Inspir., Interscapularraum: Inspirium durch ziemlich reichl. Rasseln verdeckt, bronchiales Exspirium. Rechts hint. unt.: scharfes Vesiculäratmen.
Linke Lunge	Linke Spitze: 4,5 cm über der Clavicula. Isthmus: 5,5 cm. Außengrenze: 10,3 cm. Untere Grenze: 12. Brustwirbel.	Linke Spitze: gedämpft, tympanitisch, unterhalb der Clavicula geht die Dämpfung in die Herzdämpfung über. Links hinten oben: Dämpfung bis zur Spina.	Oberhalb der Clavicula abgeschwächtes sakkadiertes Inspirium. Unterhalb der Clavicula scharfes, etwas bronch. klingendes Inspirium. Links hinten oben: rauhes Inspirium, lautes bronch. Exspir., Interscapularraum: Vesiculäratmen. Links hinten unten: unbestimmtes Atmen.

Husten: trocken, besonders morgens.

Auswurf: ziemlich reichlich, mehr schleimig als eitrig, enthält spärlich Tuberkelbazillen und massenhaft Diplo- und Streptokokken.

Gewicht 105 Pfund.

Reaktion auf Tuberkulin (17./VI.). Auf Injektion mit Tuberkulin Kochii 0,001 Reaktion mit Kopfschmerzen, Mattigkeit, Bruststichen. Temperaturerhöhung um 0,4° C.

Reaktion auf Streptokokkenserum (Dosis 1,0—2 ccm). Stärkere Schmerzen in beiden Schultern, Stiche zwischen den Schulterblättern. Husten stärker, aber loser; Auswurf reichlicher, geballter, wird leichter expektoriert, enthält zahlreiche Kokken und reichliche Tuberkelbazillen. Temperaturerhöhung 0,5—1° C. (vergl. Kurve XI).

Befund am 20./VII. 1903.

Z. Zt. hat Pat. fast gar keine Beschwerden, kein Auswurf, fast gar kein Husten. Gewicht 111 Pfund, also + 6 Pfund.

Thorax: beim tiefen Atemholen bleiben die oberen Partien etwas zurück.

Lungenbefund.

	Perkussionsbefund		Auskultation
	Lungengrenzen:	Schallverhältnisse:	
Rechte Lunge	Rechte Spitze: 5 cm oberhalb der Clavicula. Isthmus: 6 cm. Außengrenze: 11 cm. Rechts hinten unten: 1. Lendenwirbel. Grenze gut verschieblich.	Rechts oberh. d. Clavicula starke Schalldämpfung. Unterhalb der Clavicula desgl. bis zur 3. Rippe. Rechts hint. oben: starke Schalldämpfung bis zur Spina scap. Sonst überall voller Schall, fast Schachtelton.	Rechts oberh. der Clavicula bronchiales Insp., etwas Schnurren. Unterhalb der Clavicula unbestimmtes Atmen, auch abwärts. Rechts hinten oben: unbestimmtes Inspirium, etwas knackende Geräusche, hauchendes Exspirium. Interscapularraum reichl. Rasseln, bronchial. Exspirium. Unterlappen scharfes Vesiculäratmen.
Linke Lunge	Linke Spitze: 5 cm oberhalb der Clavicula. Isthmus 7 cm. Außengrenze: 12 cm. Rechts hinten unten: 1. Lendenwirbel. Grenze gut verschieblich.	Links oberh. d. Clavicula starke Schalldämpfung. Links hinten oben: wenig gedämpft. Links vorn geht die Schalldämpfung in die Herzdämpfung über. Schall sonst voll, fast Schachtelton.	Oberhalb der Clavicula broncho-vesicul. Atmen, ganz wenig Knacken. Unterhalb der Clavicula unbest., etwas sakkadiertes Inspirium bis zur 3. Rippe. Links hinten oben: Bronchialatmen. Linker Unterlappen schw. Inspirium, stellenweise sakkadiert.

Die Fortsetzung der Behandlung mit Injektionen von 1—2 ccm Serum, welche in 8 tägigen Zwischenräumen ausgeführt werden, bewirkt stete Besserung des Zustandes.

Befund am 15./IX.: Völliges Wohlbefinden. Kein Husten, kein Auswurf. Der Perkussionsbefund ist im wesentlichen wie am 20./VII. Die Auskultation ergibt eine wesentliche Abnahme der Rasselgeräusche, welche nur noch in beiden Interscapularräumen, etwa in der Höhe der Spinae, mäßig reichlich gehört werden.

Gewicht 117 Pfund. Also in 3 Monaten Gewichtszunahme von 12 Pfund.

Fall XVI (Stadium III).

23jähriges Mädchen.

Anamnese:

Heredität: Vater an Lungenentzündung †, ein Bruder ist lungenkrank, zwei Kinder dieses Bruders an Schwindsucht †, Großmutter väterlicherseits ebenfalls.

Frühere Krankheiten: 1902 Kehlkopfkatarrh verbunden mit Drüsenschwellungen am Halse, in der Hals-Poliklinik in der Louisenstraße mit Pinselungen behandelt. Blutarmut.

Frühere Lungenerkrankungen: Februar und März 1901 Lungenkatarrh, Pat. lag in Bethanien und wurde als geheilt entlassen.

Januar 1902 Lungenspitzenkatarrh, 6 Wochen im Urban-Krankenhaus mit Kreosot, Mixt. solv., behandelt. Es bestanden damals Appetitlosigkeit, allgemeine Mattigkeit, Unlust zur Arbeit, schlechter Schlaf mit starken Nachtschweißen, Stiche in der Herzgegend, starker Husten, dicker gelber Auswurf. Als gebessert entlassen. Vom August bis November in Görbersdorf, behandelt mit Liegekur, Milch- u. Mastkur. Allgemeinbefinden danach gut.

Bis März 1903 ohne größere Beschwerden, doch bestand geringer Husten, Auswurf, Nachtschweiße.

Jetzige Erkrankung: Etwa am 10. März 1903 erkältete sich Pat. wieder und bekam mehr Husten, Kopfschmerzen und Stiche in der Herzgegend und zwischen den Schulterblättern. Auswurf war nicht vorhanden. Pat. wurde zunächst vom Kassenarzt behandelt und dann der Charité überwiesen.

Jetzige Klagen: Kopfschmerzen, Appetitlosigkeit, Husten, Stiche.

Konstitution: Kleines Mädchen von mäßig kräftigem Knochenbau und geringer Muskulatur und sehr gering entwickeltem Panniculus adiposus. Pat. befindet sich in ziemlich kümmerlichem Ernährungzustande.

Gesicht: mager, Gesichtsfarbe blaß.

Haut: o. B.

Thorax: Gut gebaut, leicht faßförmig, rechte Infraclaviculargrube mäßig vertieft. Bei tiefer Atmung bleibt der Thorax in beiden oberen Partien etwas zurück.

Anfangsbefund am 24./III. 1903.

	Perkussionsbefund		Auskultation
	Lungengrenzen:	Schallverhältnisse:	
Rechte Lunge	Rechte Spitze: $4\frac{1}{2}$ cm über der Clavicula. Vorn rechts unt.: 6. Rippe. Hinten oben: 7. Halswirbel. Hinten unten: 11. Brustwirbel. Isthmus: 6 cm Außengrenze: $11\frac{1}{2}$ cm.	Rechts vorn: oberhalb der Clavic. Schall ziemlich hell, unterhalb der Clav. bis zur 2. Rippe Schallverkürzung. Rechts hint. oben: Schallverkürzung nicht ganz bis zur Spina scapulae.	Rechts vorn: oberhalb der Clavic. abgeschwächtes ves. Atmen; wenig verlängertes Exsp., unterhalb der Clavic. scharfes ves. Insp. Von der 2. Rippe ab scharfes Ves.-Atmen. Rechts hinten oben: etwas unbestimmtes Insp., im

	Perkussionsbefund		Auskultation
	Lungengrenzen:	Schallverhältnisse:	
Rechte Lunge			Interscapularraum etw. bronch. klingendes Inspirium. Rechts hinten unten: etwas bronch. klingendes Inspirium.
Linke Lunge	Linke Spitze: 4 cm über der Clavicula. Hint. oben: 7. Halswirbel. Hinten unten: 11. Brustwirbel. Isthmus: 6 cm. Außengrenze: 12 cm.	Links oberhalb der Clav. Schallverkürzung. Unterhalb der Clavicula bis zur 3. Rippe Schallverkürzung. Links hinten oben: Schall bis zur Spina scapulae etwas verkürzt. Links hinten unten: vom Ang. scap. ab geringe Schallverkürzung.	Links vorn: oberhalb der Clav. unbestimmtes abgeschwächtesAtmen, am Ende des Insp. feuchte Rasselgeräusche, unterhalb der Clavic. feuchte Rasselgeräusche, die nach abwärts an Menge zunehmen. In der Seite scharfes Ves.-Atmen. Links hinten oben: rauhes unbestimmtesInspirium, vereinzeltes Knacken. Interscapularraum etwas bronch. klingendes Insp. Desgl. links hinten unten.

Husten: ziemlich stark.

Auswurf: wenig, TB—, reichlich Kokken.

Gewicht: 97½ Pfund.

Reaktion auf 0,001 Tuberkulin: Pat. fühlt sich am Abend matt und übel und klagt über Kopfschmerzen, geringe Temperatursteigerung (ca. 0,5° C.).

Reaktion auf Streptokokkenserum (Dosis 1—5 ccm). Beginn am 27./III. 1903. Kopfschmerzen, stärkerer Husten und Auswurf, Stiche, besonders in der linken Seite. Zunahme der Rasselgeräusche.

Befund am 21./VII. 1903.

	Perkussionsbefund		Auskultation
	Lungengrenzen:	Schallverhältnisse:	
Rechte Lunge	Rechte Spitze: 4 cm. oberhalb der Clavicula. Außengrenze: 12 cm. Obere Lungengrenze zieht zum 2. Brustwirbel. Obere Lungengrenze etwas verschieblich.	Rechts vorn oben: Dämpfung bis zur 2. Rippe. Rechts hint. oben: Dämpfung bis zur Spina scap.	Rechts oberhalb der Clav. broncho-ves. Inspirium. verlängertes Exspirium. Unterhalb der Clavicula verschärftes Inspirium bis zur 2. Rippe, von da ab Ves.-Atmen.

	Perkussionsbefund		Auskultation
	Lungengrenzen:	Schallverhältnisse:	
Rechte Lunge	Rechts hinten unten: 12. Brustw., untere Grenze besser verschieblich wie linke.		Rechts hinten oben: rauhes Inspirium, bronchiales Exspirium. Interscap. rechts scharfes Insp., verlängertes Exsp. Unterlappen Ves.-Atmen.
Linke Lunge	Linke Spitze: 4 cm oberhalb der Clavicula. Außengrenze: 12 cm. Obere Lungengrenze zieht zum 3. Brustwirbel. Obere Lungengrenze etwas verschieblich. Untere Lungengr. weniger verschieblich als rechte.	Links vorn oben: Dämpfung geht in die Herzdämpfung über. Links hint. oben: Dämpfung vom Cucull.-Rand bis zur Spina.	Links oberhalb der Clav. am Ende des Inspirium reichl. Rasselgeräusche, hauchendes Exspirium. Unterhalb der Clavic. und weiter abwärts Atem-Geräusch durch reichl. mittelgroßblas. Rasseln verdeckt. Links in der Seite Ves.-Atmen. Links hinten oben: unbestimmtes Insp. am Ende desselben reichl. feuchte Rasselgeräusche. Interscap. bronch. Insp. weiter abwärts scharfes Ves.-Atmen. Unterlappen bronch. ves. Inspirium.

Gewicht: 114 Pfund also + 17½ Pfund.

Pat. wird am 4./VIII. als gebessert entlassen.

Sie wird ambulatorisch weiter behandelt und erhält alle 8 Tage eine Einspritzung von 2—3 ccm Serum.

Während dieser Zeit ist sie imstande, ihre bisherige Arbeit als Schriftsetzerin zu versehen.

Untersuchung am 3./X. Pat. hat bei völligem Wohlbefinden ohne Unterbrechung gearbeitet.

Gewicht: 120 Pfund.

Der Lungenbefund zeigt eine weitere wesentliche Aufhellung der linksseitigen Dämpfung.

Die früher sehr reichlich vorhandenen Rasselgeräusche sind nur noch sehr spärlich hörbar.

Fall XVII (Stadium III).

25jährige Frau.

(Hierzu Kurve XII).

Eltern leben und sind gesund. Mann vor 3½ Jahren an Schwindsucht †. Ein Kind starb im Alter von 3 Monaten an einer Lungenkrankheit. Die achtjährige Tochter (Fall XVIII) ist tuberkulös.

Frühere Krankheiten: Diphtherie, Bleichsucht, Gelenkrheumatismus.

Seit 2 Jahren hat Pat. jedesmal im Herbst und Frühjahr Husten, Auswurf und Stiche. Diese Beschwerden waren am heftigsten im Mai 1902, Pat. hustete damals auch Blut. Vom Februar bis Juni 1902 wurde sie vom Kassenarzt behandelt. Der Zustand besserte sich, doch nahmen die Beschwerden vom September 1902 an und besonders seit Weihnachten 1902 erheblich zu.

Sie fühlte sich sehr matt, hatte reichlich Husten und Auswurf, Stiche in der rechten Seite und im Rücken, sowie Nachtschweiße. Am 2./II. 1903 warf sie wieder Blut aus. Am 6./II. 1903 ließ sie sich in die Charité aufnehmen.

Status praesens: Mittelgroße, leidlich gut genährte Person von blasser Gesichtsfarbe. Temperatur nicht fieberhaft. Puls nicht beschleunigt. Der Brustkorb ist gut gewölbt, bei tiefer Atmung bleiben die oberen Teile der Lungen beiderseits deutlich zurück. Die Ober- und Unterschlüsselbeingruben sind nur wenig vertieft.

Kurve XII zu Fall XVII.

Februar 1903.

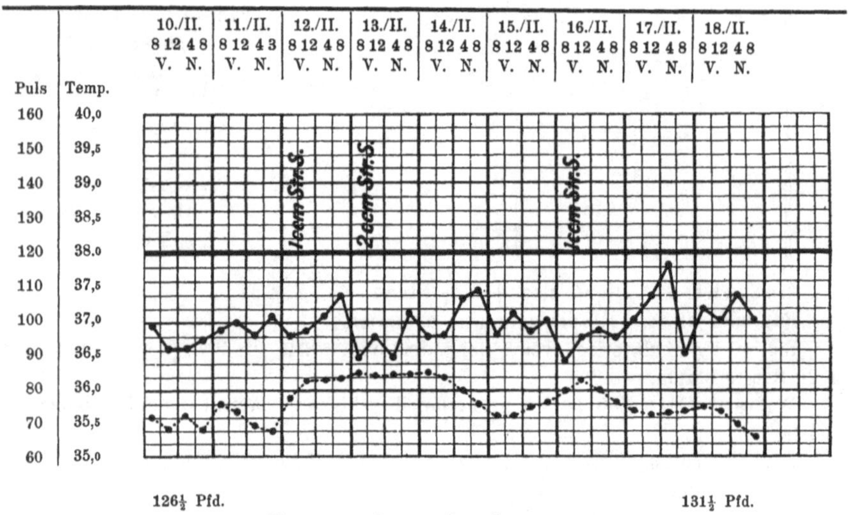

Untersuchung der Lungen.

	Perkussionsbefund		Auskultation
	Lungengrenzen:	Schallverhältnisse:	
Rechte Lunge	Spitze: 1½ Querfingerbreit oberhalb der Clavicula. Hinten oben: 7. Halsw.	Spitze: Schall stark gedämpft und etwas tympanitisch.	Spitze: Insp. unbestimmt mit vereinzelten Rasselgeräuschen.

	Perkussionsbefund		Auskultation
	Lungengrenzen:	Schallverhältnisse:	
Rechte Lunge	Hinten unten: 11. Brustw. Vorn rechts unten: unterer Rand 6. Rippe. Isthmus: 6 cm. Außengrenze: 14⅓ cm.	Vorn rechts: verkürzt bis zur 3. Rippe. Hinten oben: bis zum oberen Drittel der scapula gedämpft.	Exspirium bronchial. Vorn rechts: bronchovesiculäres Atmen bis zur 3. Rippe, z. Teil etwas sakkadiert, vereinzelte Rasselgeräusche. Hinten oben: Insp. unbestimmt, mäßig reichl. Rasseln, verlängertes bronchiales Exspirium, sonst scharfes Vesiculäratmen.
Linke Lunge	Spitze: 2 Querfingerbreit oberhalb der Clavicula. Hinten oben: 7. Halsw. Hinten unten: 11 Brustw. Isthmus: 5 cm. Außengrenze: 13 cm.	Über der Spitze: Schall verkürzt und tympanitisch. Vorn links: geht die Dämpfung in die Herzdämpfung über. Hinten links oben: Schall gedämpft bis zur Mitte der Scapula.	Spitze: bronchovesiculäres Inspirium, verlängertes Exspirium, mäßig reichl. Rasselgeräusche. Vorn links: unbestimmtes Atmen mit Rasselgeräuschen, welche nach abwärts reichl. werden. Hinten oben: rauhes unbestimmtes Inspirium, verlängertes bronchiales Exspirium, mäßig reichl. Rasselgeräusche, desgl. im Interscapularraum. Hinten unten: scharfes Vesiculäratmen.

Husten: ziemlich heftig, besonders morgens.

Auswurf: reichlich, schleimig-eitrig, etwas geballt, enthält reichlich Diplokokken und spärlich Tuberkelbazillen.

Gewicht: 126½ Pfund.

Reaktion auf Streptokokkenserum: (Dosis 1—5 ccm). Geringer Temperaturanstieg (vgl. Kurve XII). Kopfschmerzen, vermehrter Husten und Auswurf. Anfangs auch Anschwellung der Submaxillardrüsen und der Tonsillen. Vermehrung der Rasselgeräusche.

Die Behandlung bewirkt eine rasche erhebliche Besserung des Allgemeinzustandes und einen Anstieg des Körpergewichts bis zum 16./V. 03, also in 3⅓ Monat, auf 150 Pfund, also + 23½ Pfund. Bei der Entlassung ergibt die Perkussion der Lungen keinen wesentlichen Unterschied. Die Rasselgeräusche sind über der linken Lunge weit spärlicher, über der rechten nicht wesentlich verändert.

Husten und Auswurf bestehen noch in geringem Grade.

Weitere Beobachtung: Pat. wird auf ihren dringenden Wunsch häuslicher Verhältnisse wegen entlassen. Sie ist imstande, ihren Haushalt zu versehen, zu waschen usw. Der Anordnung zu regelmäßiger Vorstellung und ambulatorischer Behandlung leistet sie nicht Folge. Anfang Oktober stellt sie sich wieder vor, nachdem sie kurz vorher sich stark erkältet haben will. Der Allgemeinzustand ist im allgemeinen ein guter. Der Befund der Lungen ergibt über dem linken Oberlappen nur spärliche Rasselgeräusche, dagegen ziemlich reichliche Rasselgeräusche über dem rechten Oberlappen. Das Gewicht ist um 10 Pfund wieder vermindert, doch fühlt Pat. sich wohl und arbeitsfähig. Die Behandlung wird wieder eingeleitet.

Fall XVIII (Stadium III).

8jähriges Mädchen, Tochter der Frau H. (Fall XVII).

(Hierzu Kurve XIII A, XIII B u. XIII C.)

Anamnese:

Heredität: Vater 1900 an Schwindsucht †. 1 Schwester 1899 an Schwindsucht †. Mutter seit Frühjahr 1901 wegen Lungentuberkulose in Behandlung.

Frühere Krankheiten: Rhachitis, Pat. lernte erst mit 4 Jahren laufen. Blennorrhoea neonatorum; Magen- und Luftröhrenkatarrh. 1900 Diphtherie (Tracheotomie). 1900 Masern.

Jetzige Krankheit: Seit 1900 hustet Pat. und hatte Auswurf in reichlicher Menge. Pat. fühlt sich sehr matt und klagt über Stiche in der Brust. Pat. wird als ruhiges, nachdenkliches Kind geschildert.

Status praesens: Für sein Alter genügend entwickeltes, mittelgroßes Kind von gutem Ernährungszustand, schlaffer Muskulatur und blassem, etwas pastösen Aussehen. Die Drüsen am Kieferwinkel sind beiderseits als ein fast wallnußgroßes Paket fühlbar. Die Tonsillen sind ebenfalls beiderseits erheblich vergrößert.

Anfangsbefund.

Thorax gut gebaut. Beim tiefen Atmen bleibt der Brustkorb in seinen rechten oberen Teilen gegenüber den übrigen Abschnitten etwas zurück.

	Perkussionsbefund		Auskultation
	Lungengrenzen:	Schallverhältnisse:	
Rechte Lunge	Hint. oben: 2. Brustwirbel. Hinten unten: 11. Brustwirbel. Vorn unt.: 6. Rippe oberer Rand.	Spitze: vollkommen leerer Schall. Hinten oben: vollkommen leerer Schall, der hinten bis zur Spina scapulae, vorn bis zur 3. Rippe reicht.	Spitze: bronchiales Atmen. Unter der Clavicula etwas scharfes sakkadiertes Atmen, einz. schnurrende Geräusche beim In- und Exspirium. Hinten oben: Bronchialatmen; Schnurren und Rasseln, z. T. etwas klanghaltiges Rasseln.

Beilage zu den Seiten 74—76.

Kurve XIIIA zu Fall XVIII.
April 1903.

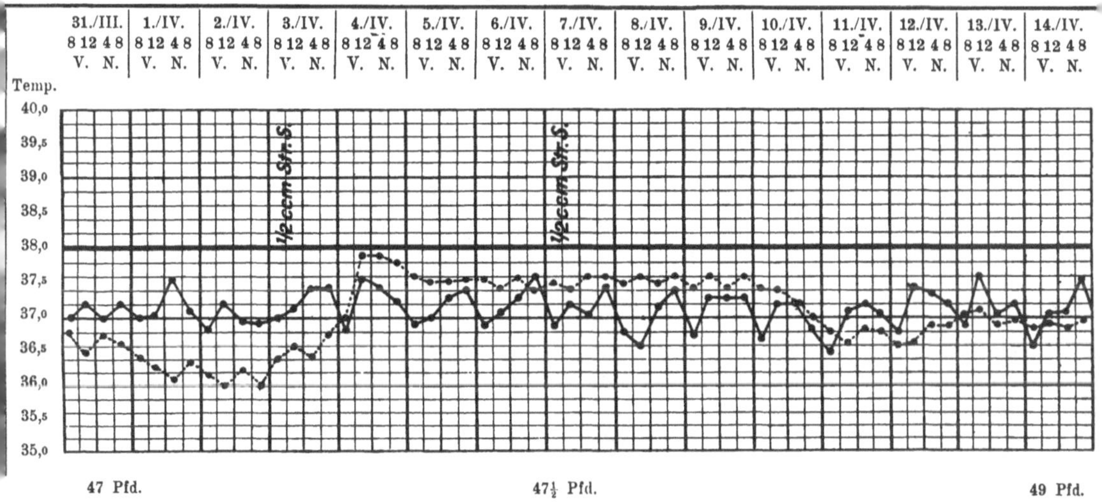

Kurve XIIIB zu Fall XVIII.
Mai 1903.

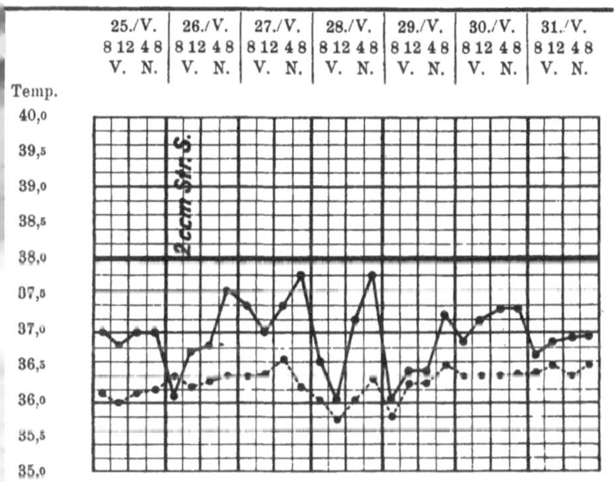

Kurve XIIIC zu Fall XVIII.
Juli 1903.

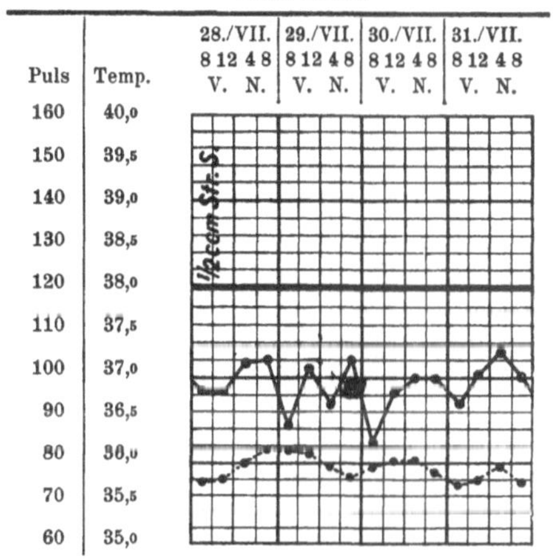

	Perkussionsbefund		Auskultation
	Schallverhältnisse:		
Rechte Lunge			Hint. unten: etwas rauhes Inspir. u. verlängertes Exsp.; etwas Knacken und Schnurren.
Linke Lunge	Spitze: 1 Querfinger über der Clavicula, gut verschieblich. Hinten oben: 7. Halsw. Hinten unten: 11. Brustwirbel.		Spitze: Vesiculäratmen. Unter der Clavic. scharfes sakkadiertes Atmen. Hinten oben: Beim Insp. vereinzeltes Schnurren, Knacken und Rasseln. Hinten unten: Atmungsräusch etwas abgeschw. im Vergleich z. anderen Seite. Etwas Knacken und Schnurren.

Husten und Auswurf bestehen seit 3 Jahren: Tuberkelbazillen nicht nachgewiesen.

Gewicht 48 Pfund.

Reaktion auf Streptokokkenserum (Dosis 0,3—2,0) (vergl. Kurve XIII A u. XIII B) äußert sich in Kopfschmerzen, mehr Husten und Auswurf. Eine alte Ohreiterung, die seit längerer Zeit nicht secerniert hatte, fing frisch und stark zu eitern an.

Nach der 6. Injektion wurden im Sputum Tuberkelbazillen nachgewiesen.

Nach der 11. Injektion trat am Halse zunächst ein Exanthem auf, das sich bald über den ganzen Körper verbreitete, aber bald wieder verschwand. Bisweilen traten Drüsenschwellungen und Anschwellungen der Tonsillen ein.

Befund am 21./VII. 1903.

	Perkussionsbefund		Auskultation
	Lungengrenzen:	Schallverhältnisse:	
Rechte Lunge	Spitze: $2\frac{1}{2}$ cm oberh. der Clavicula. Hinten oben: 1. Brustw. Hinten unten: 12. Brustwirbel, gut verschieblich. Außengrenze: 8 cm.	Spitze: Schall stark gedämpft bis zum unteren Rand der 2. Rippe. Hint. oben: völlige Dämpfung bis zur Spina, leichtere Dämpfung bis zum Angulus.	Spitze: Bronchial-Atmen, einzelne knackende Geräusche. Unter der Clavicula Bronchial-Atmen; ziemlich reichlich knack. Rasselgeräusche. Im II. Intercostalraum Inspirium sakkad., weiter abwärts Vesicul.-Atmen. Hinten oben: Bronchial-Atmen; reichl. knackende Geräusche.

	Perkussionsbefund		Auskultation
Rechte Lunge	Lungengrenzen:		Interscapularraum: reichl. Rasselgeräusche; weiter abwärts vesicul. Atmen.
Linke Lunge	Spitze: 4½ cm oberh. der Clavicula. Hint. oben: 7. Halswirbel. Hinten unten: 11. Brustwirbel gut verschieblich. Außengrenze: 10 cm.		Hinten und vorn überall Vesiculär-Atmen.

Gewicht 50½ Pfund.

Pat. wird am 1./VIII. mit einem Gewicht von 50½ Pfund als gebessert entlassen.

Der Lungenbefund ist nicht wesentlich verändert, doch besteht kein Husten und kein Auswurf.

Die Drüsen am Halse sind erheblich geschwollen, desgl. die Tonsillen. Die Eiterung des linken Mittelohres hat zu secernieren aufgehört.

Die Temperatur (vergl. Kurve XIII C) ist ziemlich normal.

Pat. wird während eines Aufenthalts auf dem Lande in der Nähe von Berlin ambulatorisch weiter behandelt.

Fall XIX (Stadium III).

26jähriges Mädchen.

Anamnese.

Heredität: o. B.

Spätere Krankheiten: Bleichsucht, 1883 Staaroperation, 1898 bis 1902 Ohreiterung.

Jetzige Krankheit: 1899 bekam Pat. Stiche im linken Schulterblatt. Es stellten sich Husten, Auswurf, Mattigkeit und ab und zu auch Kopfschmerzen ein. Pat. war in ärztlicher Behandlung, und 1901 trat auch soweit Besserung ein, daß Pat. wieder ins Geschäft gehen konnte. 1902 traten jedoch die früheren Beschwerden von neuem auf und noch stärker, besonders der Auswurf war reichlicher. Jedoch bis zum 2./III. blieb Pat. im Dienst. Auf Rat der Poliklinik für Lungenleidende sucht Pat. die Charité auf.

Konstitution: Kleines zierliches Mädchen von grazilem Knochen- und Muskelbau und geringem Fettpolster. Große Hinfälligkeit.

Gesicht: etwas mager, blaß.

Drüsenschwellungen: fehlen.

Thorax: flach, Schulterblätter stehen flügelförmig ab, besonders das rechte. Rechte Supra- und Infraclaviculargruben stärker vertieft, als die linken. Bei der Atmung dehnen sich beide oberen Brusthälften nur wenig aus.

Lungenuntersuchung.

	Perkussionsbefund		Auskultation
	Lungengrenzen:	Schallverhältnisse:	
Rechte Lunge	Rechte Spitze: 6 cm oberh. der Clavicula. Isthmus: $5\frac{1}{3}$ cm. Rechts hinten: 1. Brustw. Die rechte obere Lungengrenze zieht zum 4. Brustwirbel. Außengrenze: 11 cm.	Rechts vorn: Dämpfung bis zum oberen Rand der 3. Rippe. Rechts hinten ob.: Schall fast völlig leer bis zur Spina scapula.	Rechts oberh. d. Clavicula: unbestimmtes Atmen, vereinzeltes Knacken u. Rasseln beim Insp. u. Exsp. Unterhalb der Clavicula: ebenfalls unbestimmtes Atmen, etwas reichlicher feuchtes Rasseln bis zur 2. Rippe; von da ab Atmungsgeräusch deutlicher, Rasselgeräusche weniger. Seite: Vesiculäratmen. Rechts hint. ob.: Atmungsgeräusch durch trockene Rasselgeräusche verdeckt. Interscapularraum: scharf. Vesiculäratmen. Unterlappen: scharfes ves. Atmen.
Linke Lunge	Linke Spitze: 5 cm oberh. der Clavicula. Isthmus: $6\frac{1}{3}$ cm. Hinten links: 1. Brustw. Die linke obere Lungengrenze zieht zum 2. Brustwirbel. Außengrenze: 12 cm. Links hint. unt.: 10. Brustwirbel.	Links vorn: Dämpfung bis zur 2. Rippe ob. Rand. Links hinten oben: Schall stark gedämpft, tympanitisch. Links hinten unt.: $3\frac{1}{2}$ cm breite Schallverkürzung.	Links oberh. d. Clavicula: scharfes etwas bronch. klingendes Insp. Unterhalb der Clavicula: unbestimmt. rauh. Insp., weiter abw. ves. Atmen. Seite: scharfes ves. Atmen. Links hinten oben: etwas bronch. klingendes Insp., verlängertes Exsp., vereinzeltes Knacken. Interscap.-Raum: scharfes Vesiculäratmen. Unterlappen: scharfes ves. Atmen.

Husten: besteht in mäßigem Grade.

Auswurf: mäßig-reichlich, schleimig-eitrig, dick geballt, enthält reichlich Tuberkelbazillen und Diplo- und Streptokokken.

Gewicht: $95\frac{3}{4}$ Pfund.

Pat. macht einen sehr elenden Eindruck, nimmt auch in der ersten Woche bei Ruhe und Pflege ab auf 94½ Pfund, so daß Bedenken bezüglich der Einleitung der Serumbehandlung bestehen. Der vorsichtige Versuch führt rasche Besserung und Gewichtszunahme herbei.

Reaktion auf Streptokokkenserum: (Dosis 1—5 ccm). Geringer Temperaturanstieg. Zunahme von Husten und Auswurf. Zunahme der Rasselgeräusche. Anfängliche geradezu massenhafte Ausscheidung von Tuberkelbazillen und Kokken. In diesem Falle wird nach einigen Monaten eine Kombination mit der Landmannschen Tuberkulolbehandlung eingeleitet.

Befund am 28./IX. 03: Allgemeinzustand gut. Gewicht 106 Pfund, + 11 Pfund. Frisches Aussehen.

Husten: gering, fast nur morgens.

Auswurf: spärlich, enthält nur wenig Tuberkelbazillen.

Befund der Lungen.

	Perkussionsbefund		Auskultation
	Lungengrenzen:	Schallverhältnisse:	
Rechte Lunge	Spitze: 4½ cm oberh. der Clavicula. Rechts hint. ob.: 7. Halswirbel. Vorn rechts unt.: 6. Rippe unterer Rand. Die Lungengrenze zieht zum 2. Brustwirbeldorn. Isthmus: 6 cm. Außengrenze: 11 cm. Hinten unten: 11. Brustw. gut verschieblich.	Rechts oben: Schall leicht verkürzt, dsgl. rechts vorn: bis zur 3. Rippe. Rechts hinten oben: Schall leicht verkürzt bis zur Mitte der Scapula.	Rechts oben: bronchiales Inspirium mit einzelnen knackenden Geräuschen am Ende des Exsp. dsgl. Vorn: unterhalb der Clav. bis zur 2. Rippe, von da ab scharfes Vesiculäratmen. Hint. rechts ob.: bronchovesiculäres Atmen mit vereinzeltem Knacken am Ende des Insp. u. beim Exp. bis zur Spina, von da ab Vesiculäratmen, was über dem Unterlappen verschärft ist.
Linke Lunge	Spitze: 4½ cm oberh. der Clavicula. Links hint. ob.: 1. Brustw. Die Lungengrenze zieht zum 2. Brustwirbel. Isthmus: 6 cm. Außengrenze: 11½ cm. Hinten unten: 11. Brustw.	Links oben: Schall leicht verkürzt, dsgl. vorn bis zur 2. Rippe und links hint. oben bis zur Spina scapulae.	Links oben: etwas sakkadiertes, bronchovesiculäres Inspirium, keine Rasselgeräusche. Links hinten oben: verschärftes, etwas sakkadiertes Inspirium, keine Rasselgeräusche. Links hinten unten: etwas verschärftes Vesiculäratmen.

Der vorstehende Fall stellt eine sehr bemerkenswerte Besserung des Allgemeinzustandes und auch des objektiven Lungenbefundes dar. Die kombinierte Tuberculol-Streptokokkenserum-Behandlung wird bei der Pat. fortgesetzt.

Fall XX (Stadium III).

21 jähriges Mädchen.
(Hierzu Kurve XIVA—XIVD.)

Anamnese:

Heredität: Nichts von Belang.

Spätere Erkrankungen: Im Alter von 16 Jahren hatte Pat. Stiche auf der Brust und hustete, wurde vom Arzt mit Medizin behandelt. Vor einem Jahre traten die Beschwerden wieder auf. Pat. hatte sehr heftige Stiche und hustete angeblich auch Blut aus. Es wurde damals kein Arzt zugezogen, da die Beschwerden sich nach 12 Tagen legten.

Jetzige Erkrankung: Vor 14 Tagen, etwa am 26./I. stellten sich heftige Stiche auf der Lunge ein, besonders links vorn oben und in der rechten Seite. Pat. hatte viel schleimig-eitrigen Auswurf. Anfangs wurde sie täglich in der Lungenpoliklinik in der Louisenstraße behandelt und am 9./II. 1903 der Charité überwiesen.

Befund.

Konstitution: Mittelgroßes, ziemlich gut genährtes Mädchen von ziemlich kräftigem Knochenbau und mäßig reichlichem Fettpolster.

Gesicht blaß, ebenso die Schleimhäute, Wangen leicht hektisch gerötet.

Thorax mäßig gewölbt, flach, schmal; Gruben etwas vertieft, links etwas stärker als rechts, Schultern stark herabhängend. Atmung regelmäßig, bei tiefem Atmen bleibt die linke obere Partie deutlich zurück.

Kurve XIVA zu Fall XX.
Februar 1903.

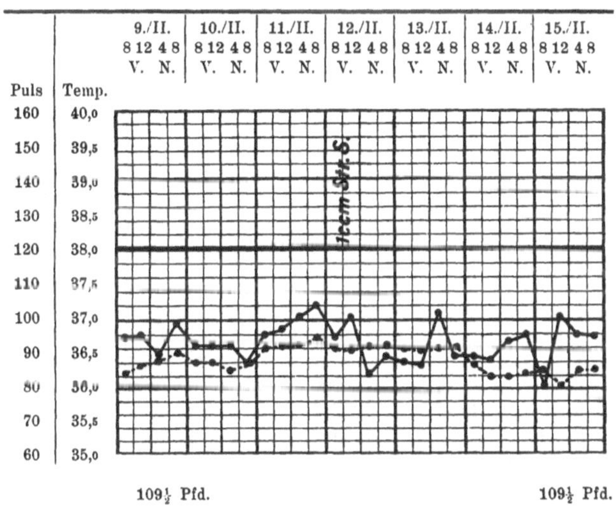

Lungenuntersuchung.

	Perkussionsbefund		Auskultation
	Lungengrenzen:	Schallverhältnisse:	
Rechte Lunge	Rechts vorn: 2 Querfinger oberhalb der Clavicula. Rechts vorn unt.: 6. Rippe. Rechts hint. oben: 7. Halswirbel. Rechts hinten unten: 12. Brustwirbel. Isthmus: $5\frac{1}{2}$ cm. Außengrenze vom 7. Halsw. ab $11\frac{1}{2}$ cm.	Rechts vorn: oberhalb der Clavicula Schall etwas verkürzt, unterhalb der Clavicula verkürzt bis ob. Rand der 2. Rippe. Rechts hint. oben: Schall etwas verkürzt bis zur Spina scapulae. Rechts hint. unten: Schall vom Ang. scap. an etwas verkürzt.	Rechts vorn: oberhalb der Clavicula scharfes ves. Inspirium, etwas verlängertes Exspir., unterhalb der Clavicula bis zur 2. Rippe bronchiales Atmen. Rechts hint. oben: rauhes Inspirium, am Ende desselben vereinz. Rasseln. Interscapularraum: scharfes, etwas bronchial klingendes Inspirium. Unterlappen: rauh., etwas abgeschwächtes Insp.
Linke Lunge	Links vorn: 2 Querfinger oberhalb der Clavicula. Links hint. oben: 7. Halswirbel. Links hinten unten: 12. Brustwirbel. Isthmus: $5\frac{1}{2}$ cm. Außengrenze vom 7. Halsw. ab $12\frac{1}{3}$ cm.	Links vorn: oberhalb der Clavicula Schall stark gedämpft u. hoch tympanitisch, unterhalb der Clavicula Schallverkürzung, die in die Herzdämpfung übergeht. Links hinten oben: Schall deutlich verkürzt bis Mitte der Scapula.	Links oberhalb der Clavicula Atemgeräusch durch mittelgroßblasige Rasselgeräusche verdeckt. Unterhalb der Clavicula Rasselgeräusche, die nach abwärts reichlicher werden. Links in der Seite: Vesiculäratmen, vereinzeltes Knacken. Links hinten oben: unbestimmtes Insp., ziemlich reichliches Rasseln beim Exspirium. Interscapularraum: unbestimmtes Inspir., ziemlich reichliches Rasseln. Unterlappen: Vesiculäratmen.

Husten mäßig reichlich.

Auswurf schleimig-eitrig, reichlich, etwas geballt, enthält ziemlich reichlich Tuberkelbazillen und reichlich Diplokokken und Streptokokken.

Gewicht $109\frac{1}{2}$ Pfund.

Reaktion auf Antistreptokokkenserum (Dosis $\frac{1}{2}$ ccm). Temperaturanstieg bis über 38° C. (vergl. Kurve XIVB), vermehrter Husten und Auswurf, Zunahme der Rasselgeräusche.

Verlauf der Behandlung: Die Behandlung ist erschwert durch Appetitmangel in der ersten Zeit, ferner durch chronische Obstipation, an welcher die Kranke seit mehreren Jahren leidet.

Die ersten Serumdosen werden gut vertragen ($\frac{1}{2}$—1 ccm), das Gewicht bleibt in den ersten Wochen auf gleicher Höhe, beginnt dann aber dauernd zu fallen.

Kurve XIVB zu Fall XX.
Februar 1903.

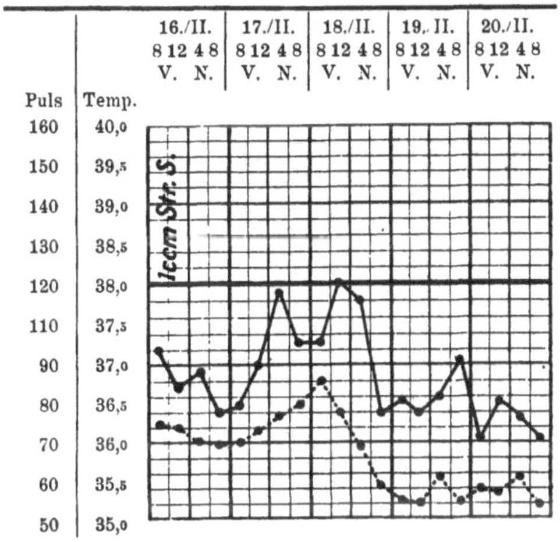

Kurve XIVC zu Fsll XX.
Juni 1903.

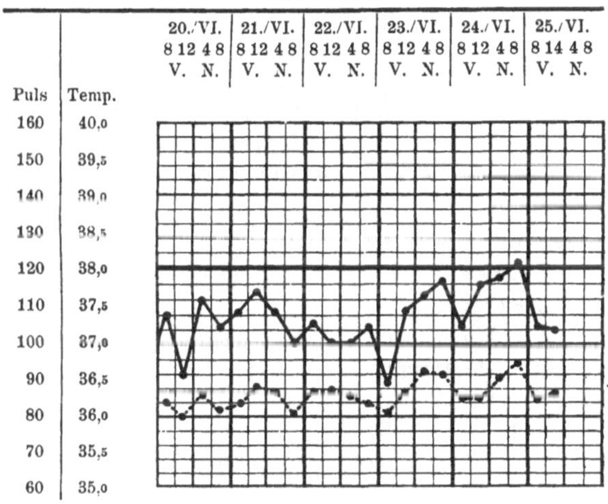

Kurve XIVD zu Fall XX.
September 1903.

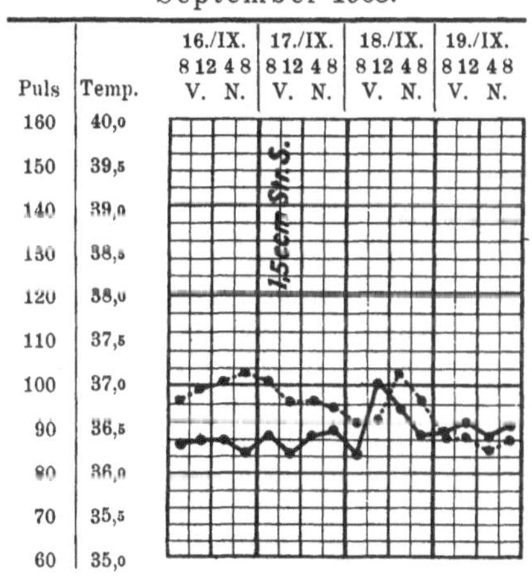

Die vor der Behandlung ziemlich normale Temperaturkurve (No. XIV A) wird eine subfebrile (Kurve XIV C). Pat. nimmt dabei, obwohl die Serumbehandlung wiederholt mehrere Wochen ausgesetzt wird, bis auf 99½ Pfund, also — 10 Pfund ab. Der ganze Verlauf des Gewichts ist auf der Gewichtstabelle dargestellt.

Hierzu kam eine am 26./V. erfolgende starke Hämoptoe (vorhergehende Seruminjektion am 6./V., also 20 Tage vorher), und auch durch diese wurde Pat. physisch und psychisch stark alteriert.

Dabei war gegen Ende Juli 1903 der Zustand insofern gebessert, als Husten nur wenig und Auswurf gar nicht bestand.

Auch im Röntgenbilde hatte sich eine Aufhellung des vorher stark abgedunkelten linken Oberlappens nachweisen lassen.

Anfang August wurde die Serumbehandlung aufs neue vorsichtig eingeleitet (Dosis 0,5 ccm alle 8 Tage). Es erfolgte nun allmählich eine zunehmende Besserung, der Appetit der Pat. besserte sich, sodaß sie Ende September ein Gewicht von 105 Pfd. wieder erreicht hat.

Auch die Temperatur ist eine nicht mehr fieberhafte (vergl. Kurve XIV D).

Befund am 28./IX. 1903. Allgemeinzustand gut, Nachtschweiße in mäßigem Grade. Husten sehr gering. Kein Auswurf.

Lungenuntersuchung.

	Perkussionsbefund		Auskultation
	Lungengrenzen:	Schallverhältnisse:	
Rechte Lunge	Spitze: 5 cm oberhalb der Clavicula. Hinten oben: 7. Halsw. Isthmus: 6¼ cm. Außengrenze: 11½ cm. Vorn rechts unt.: 6. Rippe. Hinten unten: 12. Brustwirbel, gut verschieblich.	Rechte Spitze: Schall verkürzt, aber weniger als links, desgl. bis zur 2. Rippe, von da an voller Schall. Rechts hinten oben: bis zur Spina etwas gedämpft.	Rechts oben: Atmungsgeräusch broncho-vesiculär, vereinz. Knacken. Unter der Clavicula verschärftes Atmen mit vereinzeltem Knacken. Rechts hint. ob.: bronch.-vesiculäres Atmen, vereinzeltes Knacken. Rechts hinten unten: verschärftes Atmen.
Linke Lunge	Spitze: 4 cm oberhalb der Clavicula. Links hint. oben: 7. Halswirbel. Isthmus: 6 cm. Außengrenze: 12 cm. Hinten unten: 12. Brustwirbel.	Linke Spitze: Schall deutlich verkürzt, desgl. unter der Clavicula bis zur 3.—4. Rippe, aber in viel schwächerem Grade. Links hinten oben: volle Dämpfung bis zur Spina scapulae.	Links oben: Atmungsgeräusch unbestimmt, verschärft, ziemlich reichlich mittelgroß- u. feinblasiges Rasseln, besonders beim Inspirium. Vorn unten: Rasselgeräusche bestehen auch unterhalb der Clavicula,

	Perkussionsbefund		Auskultation
Linke Lunge		Schallverhältnisse: Links hint. unten: ganz geringe Schallabschwächung.	nehmen zur 3. Rippe hin an Zahl ab. Das Atmungsgeräusch ist verschärft. Links hinten oben: verschärftes rauhes Atmen. Ziemlich reichl. Rasseln, an Menge nach unten hin abnehmend, jedoch fast bis zur Mitte der Scapula hörbar. Unterlappen: scharf. Vesiculäratmen.

Fall XXI (Stadium III).

18jähriges Mädchen.

Anamnese.

Heredität: Vater seit mehreren Jahren kränklich, hat viel Husten und Auswurf; im September 1902 für lungenkrank erklärt.

Mutter und Geschwister gesund.

Kinderkrankheiten: weiß Pat. nicht anzugeben.

Jetzige Erkrankung: Vom September 1902 bis 14./I. 1903 in den Kochschen Baracken wegen Lungenspitzenkatarrh behandelt. Pat. ging damals ins Krankenhaus, weil sie seit Ende Juni 1902 keinen Appetit mehr hatte und sich unlustig zur Arbeit fühlte. Sie hatte Stiche links hinten und vorn in der Brust, viel Husten und gelben eitrigen Auswurf, sowie häufig Nachtschweiße.

In den Kochschen Baracken wurde Pat. mit Neu-Tuberculin (Bacillen-Emulsion) behandelt. Sie erhielt im ganzen 8—9 Spritzen, reagierte darauf mit Fieber bis 39⁰, konnte 2—3 Tage danach nichts essen und fühlte sich in der Zeit unwohl und schlecht. Sie verließ das Krankenhaus am 14./I. 1903.

Pat. hat, als sie entlassen wurde, nach ihrer Angabe bedeutend mehr Husten gehabt, als bei der Aufnahme, während der Auswurf gleich geblieben war.

Pat. ging dann wieder, wie früher, in Stellung und hatte einen ziemlich schweren Dienst. Im Laufe der nächsten Monate verlor sie fast jeden Appetit, wurde immer schwächer und schwitzte nachts sehr stark. Stiche, Husten und Auswurf blieben im allgemeinen gleich, doch hat Pat. im Laufe der letzten 14 Tage 3 mal Blut gehustet. Auf ärztliche Anordnung ließ sie sich wieder in die Charité aufnehmen.

Befund am 9./V. 1903.

Mittelgroßes, gracil gebautes Mädchen von blassem Aussehen und dürftigem Ernährungszustande.

Thorax: Etwas lang, nicht auffallend schmal; Supra- und Infraclaviculargruben wenig vertieft.

Scapulae stehen flügelförmig ab.

Bei tiefer Atmung bleiben die oberen Partien der Lungen stark zurück.

	Perkussionsbefund		Auskultation
	Lungengrenzen:	Schallverhältnisse:	
Rechte Lunge	Spitze: 1 Querfinger oberhalb der Clavicula, nur wenig verschieblich. Vorn unten: 6. Rippe. Hint. oben: 1. Brustwirbel. Hinten unten: 11. Brustwirbel wenig verschiebl. Isthmus: 4½ cm. Außengrenze: 11 cm.	Spitze: Schall verkürzt und tympanitisch. Hinten oben: Schall stark gedämpft bis zur Grenze zwischen oberem und mittlerem Drittel der Scapula. Unter der Clav.: Schallverkürzung bis zur 3. Rippe. Hinten unten: etwas verkürzt, desgl. in der Seite. Schall über der ganzen rechten Lunge etwas kürzer, als links.	Spitze: Bronchialatmen. Unter der Clavicula: etwas bronch. klingendes Insp. Weiter abwärts: Vesiculär-Atmen. Hint. oben: Unbestimmtes, etwas bronch. klingend. Inspir., desgl. im Interscapularraum. Hint. unten: scharfes Ves.-Atmen.
Linke Lunge	Spitze: 2 Querfinger oberhalb der Clavicula, ist leidlich verschieblich. Hinten oben: 7. Halswirbel. Hinten unten: 11 Brustwirbel. Isthmus: 5½ cm. Außengrenze: 11 cm.	Spitze: Schall verkürzt und etwas tympanitisch. Hinten oben: Schall gedämpft bis zur Spina scapula. Unter der Clavic.: Schall verkürzt bis zur 3. Rippe.	Spitze: Unbest. Atmen, zieml. reichl. knackende Geräusche. Unter der Clavicula: Abgeschwächt. Atmen, ebenfalls knackende Geräusche, die nach abwärts zunehmen. Hint. oben: Unbestimmtes Atmen, feuchte Rasselgeräusche, besonders beim Exspirium. Im Interscapularraum und hinten unten scharfes Vesiculär-Atmen.

Husten: Ziemlich stark vorhanden.

Auswurf: mäßig reichlich, eitrig, etwas geballt. Ziemlich viel Tuberkel-Bazillen, mäßig reichlich Diplokokken und Streptokokken.

Gewicht: 105 Pfund.

Reaktion auf Streptokokkenserum (Dosis 0,3—0,5). Gesamtmenge 3½ ccm. Husten, Auswurf, Kopfschmerzen und Stiche. Geringe Temperatursteigerungen.

Zunahme der Eßlust wird seitens der Kranken stets im Anschluß an die Injektionen angegeben.

Es besteht ein außerordentlich wechselvoller Verlauf. In der ersten Woche nimmt Pat. bei Ruhe und Pflege 2½ Pfund ab. Bei der vorsichtig eingeleiteten Serumbehandlung bleibt das Gewicht erst stehen, dann nimmt es allmählich ab. Bei Aussetzung der Behandlung gelingt es gleichwohl nicht, das Gewicht zu halten. Es fällt bis auf 97 Pfund (Anfang September). Bei den wieder begonnenen Serumeinspritzungen steigt es bis auf 98 Pfund und bleibt bis zur Entlassung (19./IX. 1903) auf 98 Pfund. Sie wird mit wenig geändertem Lungenbefund entlassen. Subjektiv gibt sie etwas freiere Atmung an. Auch ist die Temperaturkurve der letzten Zeit durchweg etwas niedriger als im Beginn der Behandlung.

Fall XXII (Stadium III).

Phthisis florida.
34jährige Frau.
(Hierzu Kurve XV).

Hereditär: Nichts besonderes.

Ende Februar 1903 erkrankte Pat. nach einer heftigen Erkältung mit Hals- und Brustschmerzen. Sie fühlte sich sehr matt und abgeschlagen, arbeitete aber trotzdem als Wäscherin bis Ende März. Sie wurde mit Kreosot und M.-Tropfen behandelt. Ihr Zustand verschlimmerte sich aber so, daß sie sich am 27./IV. zu Bett legte. Es traten Husten, Auswurf, starke Nachtschweiße und Schmerzen auf der linken Brustseite auf. Auch will sie zu verschiedenen Malen Blut ausgehustet haben. Sie suchte Anfang Juni die medizinische Poliklinik auf und wurde mit der Diagnose Phthisis florida am 3./VI. 03 der Charité überwiesen.

Pat. klagt über Stiche im Halse, auf der Brust und im Rücken, allgemeine Mattigkeit, Husten und Auswurf, Nachtschweiße.

Befund: ziemlich große Frau von kräftigem Knochenbau, abgemagerter Muskulatur und dürftigem Fettpolster. Gesicht blaß, fleckweise gerötet. Wangen eingefallen. Puls beschleunigt, 90—100, Atmung beschleunigt, 32—36 i. d. M., Temperatur zwischen 37° u. 39—39,5° schwankend.

Thorax: lang und schmal. Supraclaviculargruben stark eingefallen, weniger die Infraclaviculargruben. Zwischenräume weit. An der Atmung beteiligen sich die oberen Lungenpartien nur wenig.

Lungenuntersuchung.

	Perkussionsbefund		Auskultation
	Lungengrenzen:	Schallverhältnisse:	
Rechte Lunge	Rechts ob.: 1½ Querfinger oberhalb der Clavicula.	Rechts oben: Schall stark verkürzt, tympanitisch.	Rechts ob.: rauhes unbest. Insp., wenig Knacken.
	Rechts hint. ob.: 7. Halswirbel.	Rechts vorn: bis zur 2. Rippe.	Rechts vorn: unter der Clavicula unbestimmtes Atmen, etwas Giemen, von der 2. Rippe an scharfes ves. Atmen.
	Rechts vorn unt.: 6. Brustwirbel.	Rechts hint. oben: Schall stark verkürzt bis zur Mitte der Scapula.	

	Perkussionsbefund.		Auskultation
	Lungengrenzen:	Schallverhältnisse:	
Rechte Lunge	Rechts hint. unt.: 11. Brustwirbel. Isthmus: $5\frac{1}{2}$ cm. Außengrenze: 11 cm.		Rechts hinten ob.: rauhes unbestimmtesInspirium, etwas Knacken, bronch. Exspirium. Im Interscapularraum: Bronchialatmen. Unterlappen: scharfes ves. Atmen.
Linke Lunge	Links oben: $1\frac{1}{2}$ Querfinger oberhalb der Clavicula. Links hint. oben: 7. Halswirbel. Links hinten unten: 11. bis 12. Brustwirbel. Isthmus $6\frac{1}{2}$ cm. Außengrenze: 12 cm.	Links oben: Schall stark verkürzt. Links vorn: starke Schallverkürzung geht in die Herzdämpfung über, beim Öffnen u. Schließen des Mundes Schallwechsel. Links hinten oben: Schall gedämpft bis z. unteren Drittel der Scapula.	Links oben: Bronchialatmen, reichlich Rasselgeräusche. Links vorn: Atmungsgeräusch durch reichliche, zum Teil etwas klanghaltige Rasselgeräusche verdeckt. Links hinten oben: unbestimmtes Insp., bronch. Exspirium. Im Interscapularraum: Bronchialatmen. Unterlappen: scharfes ves. Atmen.

Gewicht: 90 Pfund.

Husten: mäßig stark.

Auswurf: schleimig-eitrig, mäßig-reichlich Tuberkelbazillen, massenhaft Streptokokken.

Reaktion auf Streptokokkenserum (Dosis 0,5—3 ccm). Mehr Husten und Auswurf. Anfängliche Steigerung der Temperatur, später Nachlaß derselben.

Verlauf der Erkrankung: Im Verlauf der Serumbehandlung bei Dosen von 0,5—1 ccm alle 5—6 Tage, werden die Fieberbewegungen etwas geringere. Der Allgemeinzustand hebt sich. Der Appetit wird besser.

Pat. nimmt sogar ein Pfund an Gewicht zu und steht bei Tage etwas auf.

Am 30./VI. verläßt sie trotz allen Abratens wegen dringender Familienangelegenheiten auf 1 Tag das Krankenhaus.

Sie kehrt hoch fiebernd (bis 40° C.) mit frischer Hämoptoe zurück und ist nunmehr wesentlich verschlechtert. Die nach einigen Tagen wieder begonnene Streptokokkenserumbehandlung (täglich gegebene Dosen von 1—3 ccm, vergl. Kurve XV) führt nach anfänglicher erheblicher Fieberbewegung einen Rückgang der Temperatur mit erheblicher Besserung des Allgemeinbefindens, Zunahme des Appetits usw. herbei.

Beilage zu den Seiten 85—87.

Kurve

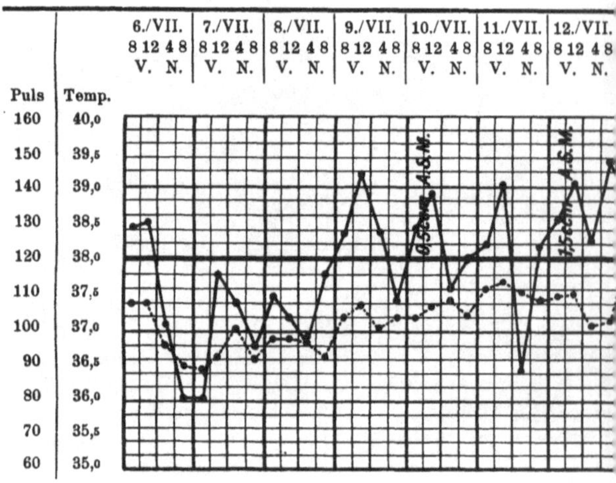

86 Pfd.

'all XXII.

3.

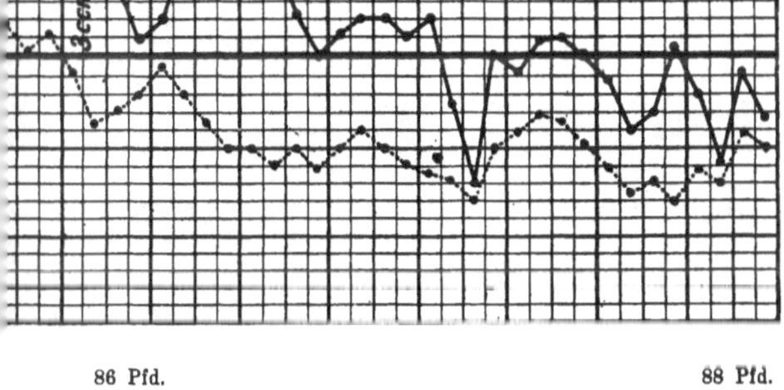

'VII. 2 4 8 N.
15./VII. 8 12 4 8 V. N.
16./VII. 8 12 4 8 V. N.
17./VII. 8 12 4 8 V. N.
18./VII. 8 12 4 8 V. N.
19./VII. 8 12 4 8 V. N.
20./VII. 8 12 4 8 V. N.
21./VII. 8 12 4 8 V. N.
22./VII. 8 12 4 8 V. N.
3ccm A.S.M.
86 Pfd.
88 Pfd.

Es gelingt sogar trotz der erheblichen Fieberbewegung (Kurve XV) das auf 86 gesunkene Körpergewicht bis auf 88 Pfund wieder in die Höhe zu bringen. (Zeit vom 6.—22./VII. 1903.)

Der weitere Verlauf ist ein wechselnder. Die Temperatur ist zeitweise niedriger, zeitweise wieder höher. Das Gewicht hat bis Mitte September bis auf 84 Pfund wieder abgenommen und ist dann wieder um 1 Pfund gestiegen. Der Allgemeinzustand ist durchweg leidlich gut, der Appetit ebenfalls ziemlich gut.

Pat. ist zurzeit noch in Behandlung.

Die Prognose des Krankheitsfalles dürfte auf die Dauer wohl eine ungünstige sein.

Immerhin bleibt die zeitweise beobachtete günstige Einwirkung des Streptokokkenserums auf die Besserung des Allgemeinzustandes bemerkenswert, desgl. auch die trotz erheblicher Fieberbewegungen in dieser Zeit erzielte Gewichtszunahme (Kurve XV, 6.—22./VII.).

FSC
www.fsc.org
MIX
Papier | Fördert gute Waldnutzung
FSC® C083411

Zeitfracht Medien GmbH
Ferdinand-Jühlke-Straße 7
99095 Erfurt, Deutschland
produktsicherheit@kolibri360.de